最新

学校保健

編著

岡本 陽子・郷木 義子

ふくろう出版

ま　え　が　き

　このたび、新しい日常、新しい教育に対応するため『最新　学校保健』を発刊いたしました。

　近年、ITによる情報化、少子高齢化、国際化等による社会環境、あるいは、集中豪雨や大地震による大災害の続発・猛暑等の自然環境等の様々な変化は人々の生活に大きな影響を及ぼしています。なかでも、学校教育現場において、子どもたちの心身の健康問題は、アレルギー疾患、心疾患等の慢性疾患、あるいは不登校、引きこもり、ゲームなどの依存症等心身の健康問題が山積していますが、様々な変化は、これらの健康問題を一層複雑、かつ深刻化させている状況となっています。

　また、2019年後半から感染者・死亡者ともにかつてない規模の新型コロナウイルス感染症（COVID-19）が世界中に感染拡大し、人々を震撼させました。我が国においても2020年1月に最初の患者の発症をみて以来、瞬く間に多くの人々が感染し、その拡大拡散に伴い、児童や教職員が感染しクラスターが発生する事態となりその対応が迫られています。

　文部科学省においても、「国内外の感染状況を見据えると、新型コロナウイルス感染症については長期的な対応が求められることが見込まれる状況です。こうした中でも、持続的に児童生徒等の教育を受ける権利を保障していくため、学校における感染及びその拡大のリスクを可能な限り低減した上で、学校運営を継続していく必要があります。」として、「新型コロナウイルス感染症に対応した持続的な学校運営のためのガイドライン」（令和2年6月5日）を通知し、学校運営の指針を示しました。

　この結果、学校教育現場では、従来の救急法の指導やグループ討議などの学習形態までが大きく変わらざるを得ない状況に至り、従来の健康管理・健康教育の見直しを余儀なくされています。

　これらの現状を踏まえ、新たに新型コロナウイルス感染症の教育現場の取り組みを加えた『最新　学校保健』を発刊いたしました。学校保健に深く関わっておられる大学の教授陣や子どもたちの健康問題に取り組まれておられる小児科医、学校薬剤師、さらには、「学校体育」の経験豊富な元学校長や保健主事、養護教諭等による理論と実践例を兼ね備えた講義テキストです。

　教員を目指す学生や、子どもたちと触れあう看護師や保育士を目指す皆様の指南書として活用していただければ幸いです。

2021年2月

岡本　陽子

目　　　次

第1章　学校保健

学習の目標

1．学校保健の意義と構造を理解する。
2．学校保健活動は、学校保健安全法、学校保健安全法施行令、学校保健安全法施行規則による法的根根拠によって位置づけされていることを理解する。
3．チーム学校としての学校保健を理解し、それぞれの役割について学ぶ。

① 学校保健とは

1）学校保健の意義と構造

「学校保健とは、学校において、児童生徒等の健康の保持増進を図ること、集団教育としての学校教育活動に必要な健康や安全への配慮を行うこと、自己や他者の健康の保持増進を図ることができるような能力を育成することなど学校における保健管理と保健教育である。」と文部科学省は示している。

このように学校保健とは、教育活動の場である学校において、主体となる児童生徒等や教職員の保健管理と保健教育の活動を含んだ総合的な概念である。

学校保健の目的は①児童生徒等および教職員の健康の保持増進を図ること　②集団教育としての学校教育活動に必要な健康や安全への配慮を行うこと　③自己や他者の健康の保持増進を図ることができる能力の育成　としている。

これらの目的達成に対して、学校保健は保健教育、保健管理、保健組織との活動によって構成されている。

保健教育には、学習指導要領による「各教科（体育、保健体育、生活、理科、家庭、技術・家庭）」、「特別の教科道徳」および「総合的な学習」などによる学習や、主に特別活動で行われる保健指導等で分けて行うことが示されている。

また、保健管理には、健康診断や健康相談などの対人管理と学校環境の管理などの対物管理に分けられる。

組織活動は、①学校内の教職員の組織による連携・協力体制の確立　②家庭との連携　③地域の関係機関・団体との連携及び学校間の連携　④学校内、あるいは学外保健担当

図1-1　学校保健の構図

者をも加え組織された学校保健委員会等が明記されているが、保健教育と保健管理が円滑に遂行されるための活動である。

2）日本国憲法・教育基本法・学校教育法と学校保健

　我が国は法治国家である。教育の目的として教育基本法第１条に示された「心身ともに健康な国民の育成」を掌る学校保健の活動は、日本国憲法はじめ関係する全ての法律に則ったものであり、保障され、位置づけられている。ここでは、関連する法規を以下表１-１で述べる。

　文中の下線の部分の文言は学校保健活動が大きく関わると考えられる。

表1-1　日本国憲法・教育基本法・学校教育法と学校保健に関する法律

⑴　**日本国憲法（1946年11月3日公布　1947年5月3日施行）**

第十一条【基本的人権】
国民は、すべての基本的人権の享有を妨げられない。この憲法が国民に保障する基本的人権は、侵すことのできない永久の権利として、現在及び将来の国民に与へられる。

第十三条【個人の尊重と公共の福祉】
すべて国民は、個人として尊重される。生命、自由及び幸福追求に対する国民の権利については、公共の福祉に反しない限り、立法その他の国政の上で、最大の尊重を必要とする。

第二十五条【生存権、国民生活の社会的進歩向上に努める国の義務】
1　すべて国民は、健康で文化的な最低限度の生活を営む権利を有する。
2　国は、すべての生活部面について、社会福祉、社会保障及び公衆衛生の向上及び増進に努めなければならない。

第二十六条【教育を受ける権利と受けさせる義務】
1　すべて国民は、法律（教育基本法第三条第二項）の定めるところにより、その能力に応じて、ひとしく教育を受ける権利を有する。
2　すべて国民は、法律（教育基本法第四条）の定めるところにより、その保護する子女に普通教育を受けさせる義務を負ふ。義務教育は、これを無償とする。

⑵　**教育基本法（昭和22年3月31日法律第二十五号）**

前文
　我々日本国民は、たゆまぬ努力によって築いてきた民主的で文化的な国家を更に発展させるとともに、世界の平和と人類の福祉の向上に貢献することを願うものである。
　我々は、この理想を実現するため、個人の尊厳を重んじ、真理と正義を希求し、公共の精神を尊び、豊かな人間性と創造性を備えた人間の育成を期するとともに、伝統を継承し、新しい文化の創造を目指す教育を推進する。（以下略）

第一条（教育の目的）
教育は、人格の完成をめざし、平和的な国家及び社会の形成者として、真理と正義を愛し、個人の価値をたつとび、勤労と責任を重んじ、自主的精神に充ちた心身ともに健康な国民の育成を期して行われなければならない。

第四条（教育の機会均等）
すべて国民は、ひとしく、その能力に応じた教育を受ける機会を与えられなければならず、人種、信条、性別、社会的身分、経済的地位又は門地によって、教育上差別されない。（略）

第六条（学校教育）
1　（略）。
2　前項の学校においては、教育の目標が達成されるよう、教育を受ける者の心身の発達に応じて、体系的な教育が組織的に行われなければならない。この場合において、教育を受ける者が、学校生活を営む上で必要な規律を重んずるとともに、自ら進んで学習に取り組む意欲を高めることを重視して行われなければならない。

第十条（家庭教育）
父母その他の保護者は、子の教育について第一義的責任を有するものであって、生活のために必要な習慣を身に付けさせるとともに、自立心を育成し、心身の調和のとれた発達を図るよう努めるものとする。
2　国及び地方公共団体は、家庭教育の自主性を尊重しつつ、保護者に対する学習の機会及び情

報の提供その他の家庭教育を支援するために必要な施策を講ずるよう努めなければならない。

第十一条（幼児教育）

幼児期の教育は生涯にわたる人格形成の基礎を培う重要なものであることにかんがみ、国および地方公共団体は、幼児の健やかな成長に資する良好な環境の整備その他適当な方法によって、その振興に努めなければならない。

第十三条　（学校、家庭および地域住民等の相互の連携協力）

学校、家庭及び地域住民その他の関係者は、教育におけるそれぞれの役割と責任を自覚するとともに、相互の連携及び協力に努めるものとする。

⑶　文部科学省設置法（平成11年法律第96号）

第4条　文部科学省は、前条第1項の任務を達成するため、次に掲げる事務をつかさどる。

十二　学校保健（学校における保健教育及び保健管理をいう。）、学校安全（学校における安全教育及び安全管理をいう。）、学校給食及び災害共済給付（学校の管理下における幼児、児童、生徒及び学生の負傷その他の災害に関する共済給付をいう。）に関すること。

⑷　学校教育法（昭和22年3月31日　法律第二十六号）

第一条　この法律で、学校とは、幼稚園、小学校、中学校、義務教育学校、高等学校、中等教育学校、特別支援学校、大学及び高等専門学校とする。

第十二条　学校においては、別に法律で定めるところ*により、幼児、児童、生徒及び学生並びに職員の健康の保持増進を図るため、健康診断を行い、その他その保健に必要な措置を講じなければならない。

第三十七条　小学校には、校長、教頭、教諭、養護教諭及び事務職員を置かなければならない。

②　小学校には、前項に規定するもののほか、副校長、主幹教諭、指導教諭、栄養教諭その他必要な職員を置くことができる。

③　第一項の規定にかかわらず、副校長を置くときその他特別の事情のあるときは教頭を、養護をつかさどる主幹教諭を置くときは養護教諭を、特別の事情のあるときは事務職員を、それぞれ置かないことができる。

⑫　養護教諭は、児童の養護をつかさどる。

⑬　栄養教諭は、児童の栄養の指導及び管理をつかさどる。

⑸　学校教育法施行規則（昭和22年文部省令第11号）

第四十五条　小学校においては、保健主事を置くものとする。

2　前項の規定にかかわらず、第四項に規定する保健主事の担当する校務を整理する主幹教諭を置くときその他特別の事情のあるときは、保健主事を置かないことができる。

3　保健主事は、指導教諭、教諭又は養護教諭をもつて、これに充てる。

4　保健主事は、校長の監督を受け、小学校における保健に関する事項の管理に当たる。

* 「別に法律で定めるところ」とは学校保健安全法である。

② 学校保健の法律

1）学校保健法（昭和33年）

　「学校保健安全法」は、1958（昭和33）年に制定された「学校保健法」の改正された
ものである。第二次世界大戦後以前から制定された学校保健関係の諸法規（身体検査規
定、学校伝染病予防規程、学校清潔方法、学校医令、学校歯科医令等）を総合的に、ま
た、当時の実態に合わせて作成されたものであるといえるものであって、内容として学
校保健計画、学校環境衛生、健康診断、健康相談、伝染病の予防、学校保健技師、学校医、
学校歯科医、学校薬剤師、保健室、保健所への連絡、学校病等に対する財政補助等につ
いて規定している。しかし、昭和から平成に変わり、制定から50年経た結果、子どもた
ちの健康問題が多様化し、従来の保健管理に加え、保健教育や学校安全が求められるに
至り、学校保健法（昭和33年）が改正され学校保健安全法となった。

2）学校保健法と学校保健安全法との違い

　学校保健法と学校保健安全法とが示す目的は以下の通りで、その違いは明らかである。

⑴　**学校保健法（昭和33年）**

　　第一条（目的）　この法律は、学校における保健管理に関し必要な事項を定め、児童、
生徒、学生及び幼児並びに職員の健康の保持増進を図り、もつて学校教育の円滑な実施
とその成果の確保に資することを目的とする。

⑵　**学校保健安全法（平成20年）**

第1条（目的）

　この法律は、学校における児童生徒等及び職員の健康の保持増進を図るため、学校に
おける保健管理に関し必要な事項を定めるとともに、学校における教育活動が安全な環
境において実施され、児童生徒等の安全の確保が図られるよう、学校における安全管理
に関し必要な事項を定め、もつて学校教育の円滑な実施とその成果の確保に資すること
を目的とする。

3）学校保健安全法（平成20年）

⑴　**学校保健法等の一部を改正する法律の公布について（通知）（2008年7月9日）**

　法律が公布されるにあたって、以下の通知が出され、子どもを取り巻く環境の変化か
ら改正に至った状況が記されている。

(2)　学校保健安全法の概要

　学校保健安全法の改正の要旨特徴は次のとおりである。なお、詳細は各章において述べている。

　学校保健安全法の大きな改正点は

① 　法律の名称および目的

　　学校安全に関わる事項が多くあげられ、名称「学校保健法」から「学校保健安全法」と名称が改称された。

② 　学校保健安全法における改正した内容（表1-2）

表1-2　学校保健法から学校保健安全法への改正内容

特に改正された事項	条　項	留　意　点
目的	第一条	学校安全の明示。
国及び地方公共団体の責務	第三条	国及び地方公共団体の財政上の措置その他の必要な施策を明示。
学校保健に関する学校の設置者の責務	第四条	学校の設置者は、当該学校の施設及び設備並びに管理運営体制の整備充実その他の必要な措置
学校保健計画の策定等	第五条	含まれていた学校安全は26条から30条に新設されたが、年間計画は27条に別記。
学校環境衛生基準	第六条	文部科学大臣は、学校における換気、採光、照明、保温、清潔保持その他環境衛生に係る事項について、児童生徒等及び職員の健康を保護する上で維持されることが望ましい基準を定めるものとする。 2　学校の設置者は…学校の適切な環境の維持に努めなければならない。 3　校長は…遅滞なく、その改善のために必要な措置を講じ、…できないときは、当該学校の設置者に対し、その旨を申し出るものとする。
保健室	第七条	保健室の役割の明示。旧学校保健法では健康診断、健康相談、救急処置のみであったが、保健指導が明記され、養護教諭の職務の内容が明らかになった。
健康診断	第八条	健康相談の明示
保健指導	第九条	養護教諭その他の職員は、相互に連携して、健康相談又は児童生徒等の健康観察による保健指導を行う。また、保護者の助言を明示。養護教諭を中心として、関係教職員の協力の下で実施されるべきことを規定。
地域の医療機関等との連携	第十条	学校においては、地域の医療機関その他の関係機関との連携を図るよう努めるものとする。
健康診断	第十一条	市（特別区を含む。以下同じ。）町村の教育委員会は、学校教育法第十七条第一項の規定により翌学年の初めから同項に規定する学校に就学させるべき者で、当該市町村の区域内に住所を有するものの就学に当たつて、その健康診断を行わなければならない。
	第十二条	市町村の教育委員会は、前条の健康診断の結果に基づき、治療を勧告し、保健上必要な助言を行い、及び学校教育法第十七条第一項に規定する義務の猶予若しくは免除又は特別支援学校への就学に関し指導を行う等適切な措置をとらなければならない。
	第十三条	（児童生徒等の健康診断） 学校においては、毎学年定期に、児童生徒等（通信による教育を受ける学生を除く。）の健康診断を行わなければならない。 2　学校においては、必要があるときは、臨時に、児童生徒等の健康診断を行うものとする。

特に改正された事項	条　項	留　　意　　点
	第十四条	学校においては、前条の健康診断の結果に基づき、疾病の予防処置を行い、又は治療を指示し、並びに運動及び作業を軽減する等適切な措置をとらなければならない。
	第十五条	（職員の健康診断） 学校の設置者は、毎学年定期に、学校の職員の健康診断を行わなければならない。 2　学校の設置者は、必要があるときは、臨時に、学校の職員の健康診断を行うものとする。
	第十六条	学校の設置者は、前条の健康診断の結果に基づき、治療を指示し、及び勤務を軽減する等適切な措置をとらなければならない。
	第十七条	（健康診断の方法及び技術的基準等） 健康診断の方法及び技術的基準については、文部科学省令で定める。 2　第十一条から前条までに定めるもののほか、健康診断の時期及び検査の項目その他健康診断に関し必要な事項は、前項に規定するものを除き、第十一条の健康診断に関するものについては政令で、第十三条及び第十五条の健康診断に関するものについては文部科学省令で定める。 3　前二項の文部科学省令は、健康増進法（平成十四年法律第百三号）第九条第一項に規定する健康診査等指針と調和が保たれたものでなければならない。
	第十八条	（保健所との連絡） 学校の設置者は、この法律の規定による健康診断を行おうとする場合その他政令で定める場合においては、保健所と連絡するものとする。
「伝染病」は「感染症」と改められた。	第十九条	第四節　感染症の予防 （出席停止） 校長は、感染症にかかっており、かかっている疑いがあり、又はかかるおそれのある児童生徒等があるときは、政令で定めるところにより、出席を停止させることができる ┌───────────────────────────┐ │旧学校保健法では（出席停止） │第十二条　校長は、伝染病にかかっており、かかっておる疑いがあり、又はかかるおそれのある児童、生徒、学生又は幼児があるときは、政令で定めるところにより、出席を停止させることができる。 └───────────────────────────┘
新たに記述された学校安全関係	第二十八条	（学校環境の安全の確保） 校長は、当該学校の施設又は設備について、児童生徒等の安全の確保を図る上で支障となる事項があると認めた場合には、遅滞なく、その改善を図るために必要な措置を講じ、又は当該措置を講ずることができないときは、当該学校の設置者に対し、その旨を申し出るものとする。

特に改正された事項	条　項	留　　意　　点
	第二十九条	(危険等発生時対処要領の作成等) 学校においては、児童生徒等の安全の確保を図るため、当該学校の実情に応じて、危険等発生時において当該学校の職員がとるべき措置の具体的内容及び手順を定めた対処要領（次項において「危険等発生時対処要領」という。）を作成するものとする。 2　校長は、危険等発生時対処要領の職員に対する周知、訓練の実施その他の危険等発生時において職員が適切に対処するために必要な措置を講ずるものとする。 3　学校においては、事故等により児童生徒等に危害が生じた場合において、当該児童生徒等及び当該事故等により心理的外傷その他の心身の健康に対する影響を受けた児童生徒等その他の関係者の心身の健康を回復させるため、これらの者に対して必要な支援を行うものとする。この場合においては、第十条の規定を準用する。
	第三十条	(地域の関係機関等との連携) 学校においては、児童生徒等の安全の確保を図るため、児童生徒等の保護者との連携を図るとともに、当該学校が所在する地域の実情に応じて、当該地域を管轄する警察署その他の関係機関、地域の安全を確保するための活動を行う団体その他の関係団体、当該地域の住民その他の関係者との連携を図るよう努めるものとする。

③ 学校保健の歴史

　「学校保健」の歴史は、1872（明治５）年「学制」に始まった学校教育制度の変遷とともに教育制度が整えられてきた。学校保健は「学校衛生」と呼ばれていたが、「伝染病の予防」、「学校環境の整備」、体長・体重・臀囲・胸囲・指極・力量・握力・肺量を測定する「活力検査」等の「健康管理」や「健康教育」が実施され、子どもたちの発育発達を推進するため、健康管理・健康教育が進められてきた。

　学校医の制度は1898（明治31）年勅令として公布されたが、全国の公立小学校１名ずつの学校医を置くことを国の制度として定めた。職務の内容は学校の環境衛生的監視と身体検査の実施に主体がおかれており、治療に関することは全く除かれていた。

　1920（大正９）年、学校保健の向上発展と学校保健行政への協力を目的として、「帝国学校衛生会」の名称で発足し、現在の学校保健会の先駆けである。

　1941（昭和16）年、国民学校令が出され、これまでの尋常小学校、高等小学校は国民学校と改称された。また、養護訓導同年特別検査として中学校及び国民学校修了就職予定者を対象に、国庫補助によってツベルクリン反応・エックス線・赤血球沈降速度・細菌検査を含む特別身体検査が実施され、ツベルクリン反応陰性者に対しては翌1942（昭和17）年からBCGの接種が強力に実施されることとなった。1944（昭和19）年には「教職員と学童の両者を含めた学校身体検査国民学校」令による、全学校に年１回以上の結核検査を義務づけるようになった。現在、日本人の感染が抑えられている学説の中に新型コロナウイルス感染症（COVID-19）に対する予防効果としてBCG接種との関連性が取り沙汰されているところである。

　学校看護婦は養護訓導と規定し、1941（昭和16）年に設置されたが、1943（昭和18）年には、国民学校令を改正して、原則として、学校に必置となった。

　第二次世界大戦後は、教育の変革のなか、「学校衛生」は「学校保健」と呼ばれ、子どもたちの発育発達を推進する健康管理・健康教育が進められ、今日の「学校保健」が築かれてきた。

　1958（昭和33）年、学校保健法が制定され、同時に同昭和33年小学校学習指導要領が全面的に改正され、「保健に関する事項の指導は、各教科・道徳・特別教育活動、及び学校行事等の教育活動全体を通じて行うものとすること。」となった。

　この健康を推進する学校保健の構想は、児童生徒・教師・校長・PTAらが参加する学校保健委員会が設置され、この調整役として各学校には保健主事が置かれることとなっ

た。

　2012（平成24）年には学校保健法が改正され、「学校保健安全法」となった。

　2020（令和2）年3月、新型コロナウイルス感染症の対応として全国の学校で臨時休業の措置が取られた。その状況の中、学校保健安全法には新たな通知が文部科学省から出され活動は大幅に変更された。変更は該当する章の中に実践例として掲載した。参考にしていただきたい。

④ 学校保健の担当者

　学校教育法第37条には「小学校には、校長、教頭、教諭、養護教諭及び事務職員を置かなければならない。」また、2項には「小学校には、前項に規定するもののほか、副校長、主幹教諭、指導教諭、栄養教諭その他必要な職員を置くことができる。」と明記されている。

　学校保健を担当する職員は、校長、保健主事、養護教諭、教諭（学級担任、保健体育担任）、栄養教諭、生徒主事、学校医・学校歯科医・学校薬剤師、スクールカウンセラー、スクールソーシャルワーカー等である。

　学校は「チーム学校」として学校長のリーダーシップのもと全職員によって展開されるものである。

1）校長・副校長・教頭

　学校教育法第37条4項に「校長は、校務をつかさどり、所属職員を監督する。」とある。

　学校保健安全法による学校保健における校長の役割については、学校教育法第37条4項の他、第6条3項に「校長は、学校環境衛生基準に照らし、学校の環境衛生に関し適正を欠く事項があると認めた場合には、遅滞なく、その改善のために必要な措置を講ずる」ことが定められている。

　また、第19条には「校長は、感染症にかかつており、かかつている疑いがあり、又はかかるおそれのある児童生徒等があるときは、政令で定めるところにより、出席を停止させることができる」と記されている。

　さらに、第27条には「学校においては、児童生徒等の安全の確保を図るため、当該学校の施設及び設備の安全点検、児童生徒等に対する通学を含めた学校生活その他の日常生活における安全に関する指導、職員の研修その他学校における安全に関する事項について計画を策定し、これを実施しなければならない。」こと、第28条には「校長は、当該学校の施設又は設備について、児童生徒等の安全の確保を図る上で支障となる事項があると認めた場合には、遅滞なく、その改善を図るために必要な措置を講じ、(以下略)」、また第29条2項では「校長は、危険等発生時対処要領の職員に対する周知、訓練の実施その他の危険等発生時において職員が適切に対処するために必要な措置を講ずるもの」と定められ、危機管理マニュアルの作成と、危機管理の際には必要な措置を講じた対応が示されている。

　これらの他に、第31条では「学校の設置者は、他の法律に特別の定めがある場合のほか、この法律に基づき処理すべき事務を校長に委任することができる。」とされ、設置者から事務的処理の委任をされている。

　第5条では「学校においては、児童生徒等及び職員の心身の健康の保持増進を図るため、児童生徒等及び職員の健康診断、環境衛生検査、児童生徒等に対する指導その他保健に関する事項について計画を策定し、これを実施しなければならない。」あるいは、第27条では「学校においては、児童生徒等の安全の確保を図るため、当該学校の施設及び設備の安全点検、児童生徒等に対する通学を含めた学校生活その他の日常生活における安全に関する指導、職員の研修その他学校における安全に関する事項について計画を策定し、これを実施しなければならない。」とされている。

　このように、学校保健は、「学校における児童生徒等及び職員の健康の保持増進を図るため、学校における保健管理・保健教育」及び「学校における教育活動が安全な環境において実施され、児童生徒等の安全の確保が図られるよう、学校における安全管理」等の学校保健活動を円滑に推進するためのものである。その成果の確保のために、学校長は、リーダーシップを発揮し、総括責任者としての役割を果たさなくてはならない。

2）保健主事

　保健主事については、学校教育法施行規則（昭和22年文部省令第11号）第45条　小学校においては、保健主事を置くものとされ、また、3項には、保健主事は、指導教諭、教諭又は養護教諭をもって、これに充てる。さらに、4項では、保健主事は、校長の監督を受け、小学校における保健に関する事項の管理に当たる。（中学校、高等学校、中等教育学校、特別支援学校等にもそれぞれ準用）と明記されている。文部科学省による「保健主事のための実務ハンドブック」では、保健主事の役割として以下の事項があげられている。

　保健主事は、学校における保健に関する事項の管理に当たり、すべての教職員が学校保健活動に関心を持ち、それぞれの役割を円滑に遂行できるようにすることが重要である。そのためには保健主事は、「学校保健と学校全体の活動との調整」、「学校保健計画の作成と実施」、「学校保健に関する組織活動の推進」など学校保健に関する管理に当たる。

　また、保健主事に求められるマネージメントには、「学校保健活動のマネージメント」「保健主事と組織」「保健主事とリーダーシップ」等を挙げている。

「学校保健活動のマネージメント」では、学校保健活動を計画的に、また、保健主事としてのリーダーシップを発揮した組織的な活動を実践し、学校内のみでなく、外部の地域社会や関係機関との連携した学校保健活動の展開がなされることが求められる。

3）養護教諭

養護教諭は、学校教育法第37条第12項で「養護教諭は、児童の養護をつかさどる」と規定されている。養護教諭の主な役割は、1972（昭和47）年及び1997（平成９）年の保健体育審議会で、救急処置、健康診断、疾病予防などの保健管理、保健教育、健康相談、保健室経営、保健組織活動があげられている。

また、学校保健安全法では、第９条に、健康観察、健康相談、保健指導が明記された。1995（平成７）年学校教育法施行規則の改正に伴い保健主事も充てることになった。さらに1998（平成10）年教育免許法の改正により、養護教諭が保健の授業を担当する（兼職発令）の制度的措置が取られ、2000（平成12）年学校教育法施行規則の改正により、管理職の登用もできることとなった。

学校安全法第７条に「学校には、健康診断、健康相談、保健指導、救急処置その他の保健に関する措置を行うため、保健室を設けるものとする」と明記された。養護教諭は保健室を拠点として、保健室経営を行い、保健センターとして組織的に学校保健を展開している。

4）体育・保健担当教員・学級担任・教科担任

学校保健は、養護教諭や保健主事、学級担任、教科担任等全教職員によって展開されるものである。体育・保健担当教員は学習指導要領に則り学習を実施し、学級担任・教科担任は、児童生徒らの健康観察や健康情報から問題を早期発見し、連携して保健指導を行ったりして保健管理や保健教育を推進する役割がある。

5）学校栄養教諭

栄養教諭は、学校教育法第37条２項 「小学校には、前項に規定するもののほか、副校長、主幹教諭、指導教諭、栄養教諭その他必要な職員を置くことができる。」、また、13項 「栄養教諭は、児童の栄養の指導及び管理をつかさどる。」と規定されている。

2004（平成16）年の中央教育審議会において「食に関する指導体制の整備について」が答申され、翌2005（平成17）年から学校に栄養教諭が配置されている。また、文部省

局長通知（1986（昭和61）年）「学校栄養職員の職務内容について」において学校栄養職員の職務は規定されて、「学校給食に関する基本計画への参画」「栄養管理」「学校給食指導」「衛生管理」「検食」「物資管理」「調査研究」などの職務内容が通知された。

6）学校医・学校歯科医・学校薬剤師

　学校保健安全法第23条では「学校には、学校医を置くものとする。」、2項には「大学以外の学校には、学校歯科医及び学校薬剤師を置くものとする。」と明記されている。4項では「学校医、学校歯科医及び学校薬剤師は、学校における保健管理に関する専門的事項に関し、技術及び指導に従事する。」、5項では「学校医、学校歯科医及び学校薬剤師の職務執行の準則は、文部科学省令で定める。」と規定され、学校保健安全法施行規則第22条で学校医、第23条で学校歯科医、第24条では学校薬剤師の職務について規定されている。学校医・学校歯科医・学校薬剤師は学校三師と呼ばれ、学校保健を担当す

表1-3　学校保健安全法施行規則に基づく学校医・学校歯科医・学校薬剤師の職務

学　校　医	学校歯科医	学校薬剤師
1　学校保健計画及び学校安全計画の立案に参与すること。	1　学校保健計画及び学校安全計画の立案に参与すること。	1　学校保健計画及び学校安全計画の立案に参与すること。
		2　第一条の環境衛生検査に従事すること。
2　学校の環境衛生の維持及び改善に関し、学校薬剤師と協力して、必要な指導及び助言を行うこと。		3　学校の環境衛生の維持及び改善に関し、必要な指導及び助言を行うこと。
3　法第八条の健康相談に従事すること。	2　法第八条の健康相談に従事すること。	4　法第八条の健康相談に従事すること。
4　法第九条の保健指導に従事すること。	3　法第九条の保健指導に従事すること。	5　法第九条の保健指導に従事すること。
5　法第十三条の健康診断に従事すること。	4　法第十三条の健康診断のうち歯の検査に従事すること。	6　学校において使用する医薬品、毒物、劇物並びに保健管理に必要な用具及び材料の管理に関し必要な指導及び助言を行い、及びこれらのものについて必要に応じ試験、検査又は鑑定を行うこと。
6　法第十四条の疾病の予防処置に従事すること。	5　法第十四条の疾病の予防処置のうち齲歯その他の歯疾の予防処置に従事すること。	

学　校　医	学校歯科医	学校薬剤師
7　法第二章第四節の感染症の予防に関し必要な指導及び助言を行い、並びに学校における感染症及び食中毒の予防処置に従事すること。		7　前各号に掲げるもののほか、必要に応じ、学校における保健管理に関する専門的事項に関する技術及び指導に従事すること。
8　校長の求めにより、救急処置に従事すること。		
9　市町村の教育委員会又は学校の設置者の求めにより、法第十一条の健康診断又は法第十五条第一項の健康診断に従事すること。	6　市町村の教育委員会の求めにより、法第十一条の健康診断のうち歯の検査に従事すること。	
10　前各号に掲げるもののほか、必要に応じ、学校における保健管理に関する専門的事項に関する指導に従事すること。	7　前各号に掲げるもののほか、必要に応じ、学校における保健管理に関する専門的事項に関する指導に従事すること。	
学校医執務記録簿に記入して校長に提出するものとする。	学校歯科医は、前項の職務に従事したときは、その状況の概要を学校歯科医執務記録簿に記入して校長に提出するものとする。	学校薬剤師は、前項の職務に従事したときは、その状況の概要を学校薬剤師執務記録簿に記入して校長に提出するものとする。

〔出典：文部科学省「学校保健安全法」岡本改変〕

る非常勤職員である。

7）スクールカウンセラー

　近年、いじめや不登校、あるいは大地震や豪雨による被災など心の不安を訴える児童生徒が増加するなど様々な問題が生じている。また、児童生徒ばかりでなく、保護者の抱える悩みを受け止め、学校におけるカウンセリング機能の充実を図るため、臨床心理に専門的な知識・経験を有する「心の専門家」として臨床心理士などの活用の必要が生じてきた。

　このため、文部科学省では、平成７年度から、「心の専門家」として臨床心理士などをスクールカウンセラーとして全国に配置した。

スクールカウンセラーは、教育相談を円滑に進めるために以下の役割を果たしている。

① 児童生徒に対する相談・助言

② 保護者や教職員に対する相談（カウンセリング、コンサルテーション）

③ 校内会議等への参加

④ 教職員や児童生徒への研修や講話

⑤ 相談者への心理的な見立てや対応

⑥ ストレスチェックやストレスマネジメント等の予防的対応

⑦ 事件・事故等の緊急対応における被害児童生徒の心のケア

スクールカウンセラーが相談に当たる児童生徒の相談内容は、不登校に関することが最も多いが、いじめ、友人関係、親子関係、学習関係等多岐にわたっており、近年は、発達障害、精神疾患、リストカット等の自傷やその他の問題行動などますます多様な相談に対応する必要性が生じている。

スクールカウンセラーの業務は、児童生徒に対する相談のほか、保護者及び教職員に対する相談、教職員等への研修、事件・事故等の緊急対応における被害児童生徒の心のケアなど、ますます多岐にわたっており、学校の教育相談体制に大きな役割を果たしている。

8）スクールソーシャルワーカー

いじめ、不登校、暴力行為、児童虐待など、児童生徒の問題行動等については、極めて憂慮すべき状況にあり、教育上の大きな課題である。こうした児童生徒の問題行動等の状況や背景には、児童生徒の心の問題とともに、家庭、友人関係、地域、学校等の児童生徒が置かれている環境の問題が複雑に絡み合っているものと考えられる。したがって、児童生徒が置かれている様々な環境に着目して働きかけることができる人材や、学校内あるいは学校の枠を越えて、関係機関等との連携をより一層強化し、問題を抱える児童生徒の課題解決を図るためのコーディネーター的な存在が、教育現場において求められているところである。

このため、教育分野に関する知識に加えて、社会福祉等の専門的な知識や技術を有するスクールソーシャルワーカーを活用し、問題を抱えた児童生徒に対し、当該児童生徒が置かれた環境へ働きかけたり、関係機関等とのネットワークを活用したりするなど、多様な支援方法を用いて、課題解決への対応を図っていくこととする。

なお、スクールソーシャルワーカーの資質や経験に違いが見られること、児童生徒が

置かれている環境が複雑で多岐にわたることなどから、必要に応じて、スクールソーシャルワーカーに対し適切な援助ができるスーパーバイザーを配置する。

〈スクールソーシャルワーカーの職務内容等〉

　教育と福祉の両面に関して、専門的な知識・技術を有するとともに、過去に教育や福祉の分野において、活動経験の実績等がある者

① 問題を抱える児童生徒が置かれた環境への働きかけ

② 関係機関等とのネットワークの構築、連携・調整

③ 学校内におけるチーム体制の構築、支援

④ 保護者、教職員等に対する支援・相談・情報提供

⑤ 教職員等への研修活動　等

引用参考文献

1）文部科学省審議会「生涯にわたる心身の健康の保持増進のための今後の健康に関する教育及びスポーツの振興の在り方について（答申）1997

2）文部科学省「保健主事のためのハンドブック」平成22年

3）文部科学省「スクールカウンセラーについて」

　https://www.mext.go.jp/b_menu/shingi/chousa/shotou/066/gaiyou/attach/1369846.htm

4）文部科学省「スクールソーシャルワーカーについて」

　https://www.mext.go.jp/b_menu/shingi/chousa/shotou/046/shiryo/attach/1376332.htm

第2章　子どもの発育・発達

学習の目標

1．発達区分における身体発育の特徴を理解する。
2．身体発育の現状を理解する。
3．子どもの心の発達課題を理解する。

① 身体の発育・発達

1）成長と発達

　子どもの身体的変化を表す言葉には、「成長」「発達」「発育」がある。

　子どもの最大の特徴は「常に成長発達」し、「できることが増えていく」ことであり、その過程は「成長」と「発達」または心と体の変化が複雑に絡み合う現象である。

　「**成長**」とは身体が量的に変化していくことを指す。つまり身体の全体、又は部分の大きさの増大に関して用いられる。例えば身長ののびや体重が増加することがこれに該当する。

　「**発達**」とは、身体機能や運動機能などの身体的、知的、心理・社会的な諸機能が分化し、互いに関連しながら全体として質的変化を遂げるプロセスに該当する。つまり、心身の機能が成熟に向かって変化することを指す。言語の獲得や社会性などの行動的な発達を含んでいる。

　人の成長することを表し、発達は成長と比較してより広い意味を持つとされている。

　「**発育**」とは成長、発達の相互的な用語として、あるいは両方を含んだ概念として使用される。発育は成長と同義語として使う場合と、成長と発達をあわせたものとして使用する場合がある。しかし子どもの成長を見ていくときにはこれらを個々に見ていくのではなく、発育、発達の両面から総合的に見ていき、子どもの健康状態を把握することが大切である。

2）学校における児童生徒の発育・発達の考え方

　1997（平成9）年の保健体育審議会答申にはヘルスプロモーションの考え方が取り入れられ、児童生徒に「生きる力」をはぐくむことが理念として掲げられた。また2008（平成20）年の中央教育審議会答申ではWHOが提唱する「学校を健康づくりの拠点とし、その機能が高められる組織体としてのヘルスプロモーティング・スクール」の考え方が取り入れられ学校全体で学校保健活動に取り組む体制を整備する必要性が示された。

　このことは、「生きる力」を育む教育の基本は「健康」「からだ」であり、学校保健において、子どもたちの発育・発達は重大な課題であることを示している。そのために学校においては管理職をはじめすべての教職員全員が児童生徒の発育・発達に関して正しい共通の認識を持ち、成長発達途上にある児童生徒の支援を組織的に行っていく必要がある。

3）スキャモンの発育曲線

　発育・発達は連続性であるが、発育の時期や速度は体の部分によって異なり、一定ではなく、それぞれの臓器が特有の速度で発育する。

　生まれてからの発育・発達のプロセスを表したものとしてスキャモンの発達曲線がよく知られている。

　スキャモン（Scammon、R. E. 1930）の発育曲線は身体各部分の組織が様々な時期に起こっている発育現象を4つの発育パターンに分けて曲線で表したものである。それぞれの曲線は一般型、神経型、リンパ型、生殖型と呼ばれ、生下時を0％、20歳の時を100％とした場合の各年齢における発育状況の割合を示しており、生下時から20歳に至るまでの全増加量に対して百分率で表されている（図2-1）。

一 般 型：骨格筋系、呼吸器系、心臓血管系、消化器系などのそれぞれの組織、器官の発育だけでなく、身長、体重などの身体全体の発育を表している。発育パターンはS字状を示しており成人に達するまで徐々に発達成長していくが、特に出生直後から乳幼児期と思春期にもっとも進む。

神 経 型：脳・神経系の構造的変化のみでなく、視覚、聴覚などの知覚神経や運動神経などの神経系全般の機能的な発達をあらわしている。発育パターンは、運動機能の獲得と同様に幼児期に顕著な発育がみられ、ほぼ6歳までに成人の約80〜90％程度まで到達し、その後は緩やかな安定した増加を示す。

リンパ型：リンパ腺や胸腺、扁桃などの免疫系にかかわる組織、器官の発育を表している。

図2-1　Scammonの発育曲線

　　　リンパ組織は他の発育パターンとは異なる推移を示し、乳幼児期から急激な
　　発育を示し、学童期後半の11歳から13歳にかけて成人を上回り、約2倍程度
　　まで達する。その後は免疫力の獲得とともに減少する。
生 殖 型：生殖機能の発達と成熟を表すものであり、第二次性徴が始まる思春期に睾丸、
　　　　　精巣、卵巣、子宮などの生殖器の発育が進み、急激な発育がみられる。成人
　　　　　に近づくにつれて完成していく。

4）各期における発育・発達の特徴

⑴　子どもの発達段階区分

　子どもの発達は胎生期から始まり、新生児期（出生後の4週間）、乳児期（出生より
1年）、幼児期（小学校入学まで）、学童期（児童期：小学校在学期間）、青年期（12歳
以後22歳頃まで）に区分される。

⑵　発達段階の特徴の概観

出 生 前：母体内で各器官の分化が進み、母体外の環境に適応できるよう発育が進んで
　　　　　いく。胎児と母親間での栄養面や情緒面での相互作用が始まる。
新生児期：母体内の環境から出生後の母体外での新たな環境に適応することが重要な課

題である。身体的な変化、生理機能の変化にも気を配る必要がある。

乳児期：第一発育急進期とも呼ばれ、発育量の急激な増加がみられ、著しく成長する時期である。この時期は発育とともに運動機能の獲得が始まり、首が座る→寝返りをうつ→ハイハイができる→お座りができる→つかまり立ちができる→二足歩行へとつながっていく。これら粗大運動のみでなく物をつかむなどの微細運動も可能となり、顕著な機能的発達がみられる。また他者との信頼関係を形成する基盤を築く重要な時期である。

幼児期：乳児期と比較して速度は緩やかであるが、精神、運動機能は目覚ましく発達する。運動機能に関しては走る、ける、飛ぶ、投げるなどの機能を獲得する。健康に生きていくために必要な基本的生活習慣を確立する時期でもある。

学童期：小学校就学後から卒業するまでの時期。身体発育から見ると乳幼児期や次に訪れる思春期と比較して劇的な変化は少なく、安定した時期であり、穏やかな発育の時期である。この時期は骨格筋のみでなく心臓などの内部臓器も発達し、体格形成が穏やかに進んでいく。またこの時期は乳歯から永久歯に生え変わる時期でもあり、子どもたちは大人へと近づいたと感じとることができ、歯科保健教育にとって大切な時期でもある。

青年期（思春期）：子どもから成人への移行期。幼児期と同じように急速な身体的成長を遂げる時期であり、第二発育急進期とも呼ばれており、この急激な増加は思春期発育スパートと呼ばれている。また第二次性徴が出現し、女子では初経発来、男子では精通現象がみられ、このほか陰毛の発生、声変わり、女子では乳房の発達などがあり、周りの変化と自分自身の体の変化に驚きと戸惑いを感じる時期でもある。

5）子どもの身体発育の現状

　我が国の子どもの発育は戦後急速に伸び、1970年ころまでには身長、体重、座高、胸囲ともに毎年過去最高値を示してきた（胸囲、座高は現在は定期健康診断では測定していない）。しかし近年では学校保健統計調査において、横ばい、または低下傾向がみられるようになってきた。

　身長の平均値の推移をみると、平成10年度から18年度あたりをピークにその後横ばい傾向にある。令和元年度の男子の身長は7歳、10歳、12歳、13歳及び14歳で前年度よりわずかに高くなっている。その後の年齢では前年度と同じ数値になっている。女子は10

歳、15歳、16歳及び17歳で前年度よりわずかに高くなっているが、7歳、11歳、13歳及び14歳では前年度の同年齢よりわずかに低くなっている。

　男子、女子ともに昭和23年度以降伸びる傾向になったが、平成6年度から13年度あたりにピークを迎えその後概ね横ばい傾向となっている（表2-1、図2-2）。

　また体重に関しても男女ともに昭和23年以降増加傾向にあったが、平成10年度から18

表2-1　年齢別　身長の平均値　　　　　　　　　　(cm)

区　　　分			令和元年度 A	平成30年度 B	前年度差 A－B	平成元年度 C（親の世代）	世代間差 A－C
男	幼 稚 園	5歳	110.3	110.3	0.0	110.8	△0.5
	小 学 校	6歳	116.5	116.5	0.0	116.7	△0.2
		7	122.6	122.5	0.1	122.5	0.1
		8	128.1	128.1	0.0	127.9	0.2
		9	133.5	133.7	△0.2	133.3	0.2
		10	139.0	138.8	0.2	138.3	0.7
		11	145.2	145.2	0.0	144.3	0.9
	中 学 校	12歳	152.8	152.7	0.1	151.3	1.5
		13	160.0	159.8	0.2	158.6	1.4
		14	165.4	165.3	0.1	164.4	1.0
	高等学校	15歳	168.3	168.4	△0.1	167.8	0.5
		16	169.9	169.9	0.0	169.6	0.3
		17	170.6	170.6	0.0	170.5	0.1
女	幼 稚 園	5歳	109.4	109.4	0.0	110.0	△0.6
	小 学 校	6歳	115.6	115.6	0.0	116.0	△0.4
		7	121.4	121.5	△0.1	121.8	△0.4
		8	127.3	127.3	0.0	127.3	0.0
		9	133.4	133.4	0.0	133.1	0.3
		10	140.2	140.1	0.1	139.5	0.7
		11	146.6	146.8	△0.2	146.1	0.5
	中 学 校	12歳	151.9	151.9	0.0	151.4	0.5
		13	154.8	154.9	△0.1	154.8	0.0
		14	156.5	156.6	△0.1	156.4	0.1
	高等学校	15歳	157.2	157.1	0.1	157.1	0.1
		16	157.7	157.6	0.1	157.6	0.1
		17	157.9	157.8	0.1	157.8	0.1

（注）　1．年齢は、各年4月1日現在の満年齢である。以下の各表において同じ。

　　　　2．網掛け部分は、5〜17歳のうち前年度差及び世代間差の男女それぞれの増加分の最大値を示す。

　　　　3．「△」は減少を示す。以下の各表において同じ。

〔出典：文部科学省（2020）学校保健統計調査－令和元年度（確定値）の結果の概要　2．調査結果の概要　https://www.mext.go.jp/content/20200319-mxt_chousa01-20200319155353_1-3.pdf、p1（2020.12.15アクセス）〕

年度あたりをピークに、その後減少もしくは横ばい傾向にある。

　令和元年の男子の体重７歳、８歳及び10歳から17歳で前年度の同年齢よりわずかに増加している。５歳、６歳及び９歳では前年度と同じ数値になっている。

　女子では５歳、８歳、10歳及び12歳から17歳で前年度の同年齢よりわずかに増加している。６歳、７歳及び９歳では前年度と同じ数値となっている（表2-2、図2-3）。

表2-2　年齢別　体重の平均値　　　　　　　　　　　(kg)

区　　　分			令和元年度 A	平成30年度 B	前年度差 A－B	平成元年度 C（親の世代）	世代間差 A－C
男	幼稚園	5歳	18.9	18.9	0.0	19.3	△0.4
	小学校	6歳	21.4	21.4	0.0	21.5	△0.1
		7	24.2	24.1	0.1	24.0	0.2
		8	27.3	27.2	0.1	27.0	0.3
		9	30.7	30.7	0.0	30.3	0.4
		10	34.4	34.1	0.3	33.7	0.7
		11	38.7	38.4	0.3	37.9	0.8
	中学校	12歳	44.2	44.0	0.2	43.4	0.8
		13	49.2	48.8	0.4	48.7	0.5
		14	54.1	54.0	0.1	54.1	0.0
	高等学校	15歳	58.8	58.6	0.2	58.7	0.1
		16	60.7	60.6	0.1	60.6	0.1
		17	62.5	62.4	0.1	62.0	0.5
女	幼稚園	5歳	18.6	18.5	0.1	18.9	△0.3
	小学校	6歳	20.9	20.9	0.0	21.0	△0.1
		7	23.5	23.5	0.0	23.6	△0.1
		8	26.5	26.4	0.1	26.4	0.1
		9	30.0	30.0	0.0	29.8	0.2
		10	34.2	34.1	0.1	33.9	0.3
		11	39.0	39.1	△0.1	38.7	0.3
	中学校	12歳	43.8	43.7	0.1	43.8	0.0
		13	47.3	47.2	0.1	47.4	△0.1
		14	50.1	49.9	0.2	50.0	0.1
	高等学校	15歳	51.7	51.6	0.1	51.9	△0.2
		16	52.7	52.5	0.2	52.5	0.2
		17	53.0	52.9	0.1	52.6	0.4

（注）網掛け部分は、５～17歳のうち前年度差及び世代間差の男女それぞれの増加分の最大値を示す。

〔出典：文部科学省（2020）学校保健統計調査－令和元年度（確定値）の結果の概要　２. 調査結果の概要
https://www.mext.go.jp/content/20200319-mxt_chousa01-20200319155353_1-3.pdf、p4（2020.12.15アクセス）〕

（注）5歳については、昭和27年度及び昭和28年度は調査していない。

図2-2　身長の平均値の推移

〔出典：文部科学省（2020）学校保健統計調査－令和元年度（確定値）の結果の概要　2．調査結果の概要
https://www.mext.go.jp/content/20200319-mxt_chousa01-20200319155353_1-3.pdf、p2（2020.12.15アクセス）〕

（注）5歳については、昭和27年度及び昭和28年度は調査していない。

図2-3　体重の平均値の推移

〔出典：文部科学省（2020）学校保健統計調査－令和元年度（確定値）の結果の概要　2．調査結果の概要
https://www.mext.go.jp/content/20200319-mxt_chousa01-20200319155353_1-3.pdf、p5（2020.12.15アクセス）〕

○男子

○女子

（注）1．平成18年度から肥満・痩身傾向児の算出方法を変更しているため、平成17
　　　　年度までの数値と単純な比較はできない。
　　　2．5歳及び17歳は、平成18年度から調査を実施している。次の図においても
　　　　同じ。

図2-4　肥満傾向児の出現率の推移

〔出典：文部科学省（2020）学校保健統計調査－令和元年度（確定値）の結果の概要　2．調査結果の概要
https://www.mext.go.jp/content/20200319-mxt_chousa01-20200319155353_1-3.pdf、p11（2020.12.15アクセス）〕

○男子

○女子

図2-5　痩身傾向児の出現率の推移

〔出典：文部科学省（2020）学校保健統計調査－令和元年度（確定値）の結果の概要　2．調査結果の概要
https://www.mext.go.jp/content/20200319-mxt_chousa01-20200319155353_1-3.pdf、p12（2020.12.15アクセス）〕

表2-3　年齢別　肥満傾向児及び痩身傾向児の出現率

区　　分		肥満傾向児					
		男子			女子		
		令和元年度 A	平成30年度 B	前年度差 A－B	令和元年度 A	平成30年度 B	前年度差 A－B
幼稚園	5歳	2.63	2.58	0.05	2.93	2.71	0.22
小学校	6歳	4.68	4.51	0.17	4.33	4.47	△0.14
	7	6.41	6.23	0.18	5.61	5.53	0.08
	8	8.16	7.76	0.40	6.88	6.41	0.47
	9	10.57	9.53	1.04	7.85	7.69	0.16
	10	10.63	10.11	0.52	8.46	7.82	0.64
	11	11.11	10.01	1.10	8.84	8.79	0.05
中学校	12歳	11.18	10.60	0.58	8.48	8.45	0.03
	13	9.63	8.73	0.90	7.88	7.37	0.51
	14	8.96	8.36	0.60	7.37	7.22	0.15
高等学校	15歳	11.72	11.01	0.71	7.84	8.35	△0.51
	16	10.50	10.57	△0.07	7.30	6.93	0.37
	17	10.56	10.48	0.08	7.99	7.94	0.05

区　　分		痩身傾向児					
		男子			女子		
		令和元年度 A	平成30年度 B	前年度差 A－B	令和元年度 A	平成30年度 B	前年度差 A－B
幼稚園	5歳	0.33	0.27	0.06	0.31	0.35	△0.04
小学校	6歳	0.42	0.31	0.11	0.56	0.63	△0.07
	7	0.37	0.39	△0.02	0.45	0.53	△0.08
	8	0.73	0.95	△0.22	1.09	1.19	△0.10
	9	1.55	1.71	△0.16	1.65	1.69	△0.04
	10	2.61	2.87	△0.26	2.71	2.65	0.06
	11	3.25	3.16	0.09	2.67	2.93	△0.26
中学校	12歳	2.99	2.79	0.20	4.22	4.18	0.04
	13	2.31	2.21	0.10	3.56	3.32	0.24
	14	2.40	2.18	0.22	2.59	2.78	△0.19
高等学校	15歳	3.60	3.24	0.36	2.36	2.22	0.14
	16	2.60	2.78	△0.18	1.89	2.00	△0.11
	17	2.68	2.38	0.30	1.71	1.57	0.14

〔出典：文部科学省（2020）学校保健統計調査－令和元年度（確定値）の結果の概要　2．調査結果の概要
https://www.mext.go.jp/content/20200319-mxt_chousa01-20200319155353_1-3.pdf、p10（2020.12.15アクセス）〕

また肥満傾向児や痩身傾向児の出現率に関しては1965年（昭和40年代）頃から問題になってきたが、その出現率の推移は年齢層によりばらつきはあるものの、平成15年あたりからおおむね横ばい傾向にある（図2-4、2-5）。

　令和元年の肥満傾向の出現率を前年度と比較すると、男子では16歳を除いた各年齢で、女子では6歳及び15歳を除いた各年齢で増加している。また痩身傾向の出現率は、前年度と比較すると男子では7歳から10歳及び16歳の各年齢、女子では5歳から9歳、11歳、14歳及び16歳の各年齢で減少している（表2-3）。

6）子どもの身体発育の評価

　子どもの成長・発達は他の時期とは異なり急速に進み体格は変化する。

　身体計測は子どもの発育には不可欠なものである。発育・発達には個人差があるが、その時期の体形（肥満や痩せ傾向）や栄養状態、その他病気がないかなどの発育の偏りを知るため、またはその集団での位置付けなどを知るために評価が必要である。しかしその評価は各時点の測定値をとらえるのみでなく、経過を追ってその子どもや集団の推移を把握し、判断することが重要である。

(1)　成長曲線

　個人の年齢ごとの身長、体重の測定値をつないだ曲線を成長曲線という。この曲線に

図2-6　身長体重成長曲線

〔出典：厚生労働省 http://mhlw.go.jp/〕

その子どもの身長、体重をプロット（計測値を印をつけて示すこと）することで、現在どのような発育段階にあるのか、また低身長や思春期早発症の早期発見に役立つ。

　成長曲線は子どもの一人一人の成長を評価することができ、曲線パターンを目で見ることで、変化の様子を容易に理解できる。

　個々の成長曲線は図2-6に示したパーセンタイル値を用いた成長曲線で表す。

　図の中の上にある7本の曲線が身長の発育曲線基準線で、下の7本の曲線が体重の基準線になる。この7本の基準線は上から97、90、75、50、25、10、3パーセンタイル曲線という。97パーセンタイル値は同じ年齢の子ども100人を身長もしくは体重の低い方から高い方に並べた場合、低い方から高い方に数えて97番目、3パーセンタイルは低い方から高い方に数えて3番目にあたる身長または体重を意味している。

(2)　**カウプ指数**

　生後3か月から5歳までの乳幼児に対しての発育状態の評価に用いられるものとしてカウプ指数がある。肥満や、やせなど発育の程度を表す指数である。成人で使用されるBMIと同じ計算法であるが判定基準が異なる。しかしカウプ指数は年齢や身長の値により変動してしまうため、指数の評価に関しては統一した見解を得ていない。

　　　カウプ指数 ＝ 体重（kg）÷ | 身長（cm）× 身長（cm）| × 10000

(3)　**ローレル指数**

　学童、思春期の発育状態の評価を行う指数として用いられる。一般的には115 〜 145が普通とされており、160以上は肥満とされている。身長が高い場合はやせ気味に、また身長が低い場合ほど肥満気味になりやすいので注意が必要である。

　　　ローレル指数 ＝ 体重 [kg] ÷ 身長 [cm]^3 × 10^7

(4)　**BMI（Body Mass Index）**

　成人ではBMIが国際的な指標として用いられている。その計算式は世界共通であるが、肥満の判定基準は国により若干異なっている。日本肥満学会では、BMIが22を適正体重（標準体重）とし、25以上を肥満、18.5未満を低体重と分類している。

　　　BMI ＝ 体重kg ÷ （身長m）^{2}

(5)　**肥満度**

　肥満及び痩せの傾向の判定は、身長別標準体重に対する肥満度＋20％以上であれば肥満傾向、− 20％以下であればやせ傾向と判定する。肥満は＋20％以上〜 30％未満を軽度、＋30％以上〜 50％未満を中等度、＋50％以上を高度肥満と判定する。やせの場合は− 20％以下をやせとし、− 30％以下は高度のやせと判定する。

表2-4　身長別標準体重を求める係数と計算式

年齢＼係数	男		女	
	a	b	a	b
5	0.386	23.699	0.377	22.750
6	0.461	32.382	0.458	32.079
7	0.513	38.878	0.508	38.367
8	0.592	48.804	0.561	45.006
9	0.687	61.390	0.652	56.992
10	0.752	70.461	0.730	68.091
11	0.782	75.106	0.803	78.846
12	0.783	75.642	0.796	76.934
13	0.815	81.348	0.655	54.234
14	0.832	83.695	0.594	43.264
15	0.766	70.989	0.560	37.002
16	0.656	51.822	0.578	39.057
17	0.672	53.642	0.598	42.339

※身長別標準体重（kg）＝ a ×実測身長（cm）－ b

〔出典：文部科学省スポーツ・青少年局学校健康教育課 監修（2015）児童生徒等の健康診断マニュアル 平成27年度改訂、（公財）日本学校保健会、p22〕

肥満度（%）＝〔（実測体重（kg）－標準体重（kg））／標準体重（kg）〕×100（%）

通常肥満度は表2-4に示した式で計算されている。

引用参考文献

1）徳山美智子・竹鼻ゆかり・三村由香里・上村弘子編著（2019）学校保健、東山書房

2）柳園順子編著（2019）学校保健、ミネルヴァ書房

3）公益財団法人児童育成協会監修、松田博雄・金森三枝編集（2019）子どもの保健、中央法規

4）高内正子編著（2020）子どもの保健と安全、教育情報出版社

5）瀧澤利行編著（2014）基礎から学ぶ学校保健、建帛社

6）令和元年学校保健統計

https://www.mext.go.jp/b_menu/toukei/chousa05/hoken/kekka/k_detail/1411711_00003.htm

（2020.10.19アクセス）

7）公益財団法人日本学校保健会（2016）児童生徒の健康診断マニュアル（平成27年度改訂版）平成28年

② 心の発達

　心理的な発達については、一般的に乳児期、児童期、青年期、成人期、高齢期という段階区分が用いられることが多い。発達段階のそれぞれの時期において達成すべき課題があり、課題を達成することがその後の段階における健康な発達には必要であると考えられている。したがって、ある時期において課題の達成ができなかった場合には、それに続く時期での課題の達成に困難を生じることがある。

　ここでは、児童期の発達課題、青年期の発達課題、心理・行動上の問題について詳述する。

1）児童期の発達課題

(1)　児童期の特徴

　小学校低学年の児童は言語的能力や理解力が高まり、個人差はみられるものの善悪の判断が少しずつ可能になる。また、学校生活では活動の範囲が広がるとともに、「見通し」を持つことができるようにもなる。対人関係においては、自分の思い通りにいかない際には、幼児期のように自己中心的な態度になることもあるが、自分の行動を内省することは苦手であり、周囲の大人の意見に納得することが多い。学校生活を経験することによって、集団の一員である意識が芽生え、学習や遊びの中で自分の役割を確認しながら物事を進めることが可能になる。

　小学校高学年の児童は、物事を客観的に認識することが可能になる。また、自己を批判的にみる能力や自己肯定感を持ち始める時期である。一方で、学校生活や家庭生活でのつまずきが契機となり、自尊心が低下しやすい時期でもある。集団生活や集団活動をする中で、主体的で積極的な行動をとることが多くなる。対人関係においては、仲間集団を形成することで凝集性が高まる半面、閉鎖的な人間関係になりやすく、仲間外れやいじめに発展することがある。

(2)　集団への適応

　この時期の児童は小学校での集団生活にいかに慣れて、組織の中で生活するかが重要である。特に、友人や教師との人間関係をめぐる問題や知的発達との関連性において社会に対する態度が形成される。学校生活に適応することは、幼児期の後期においても家族内で約束事を身につけたり、他児とのルールを守ることは必要なことではあるが、まだ社会的な場としての前段階であろう。一方、児童期では社会的な場としての集団の中

で、学校やクラスから求められる規範を身につけることが求められる。特に、中学年以降では、集団の秩序を維持するために、他児に配慮しながら自己表現したり、自分の欲求をコントロールしながらコミュニケーションをすることが期待される。

(3) メタ認知

　児童期は認知能力の発達が著しく、自分の知識の量や思考の過程を評価し、コントロールすることができるようになる（メタ認知）。このメタ認知は、過剰なストレスを受けたり、困難な場面に直面した際に、適切に判断する際の基本となる。すなわち、自分の考え方や行動を客観的に評価し、必要に応じて修正することは、集団から求められる資質であり、適応を可能にすることができる。幼児期にはみられなかったメタ認知の発達は、児童を悩ませる要因にもなる。例えば、学校の成績が他児よりも劣っていると評価した児童は劣等感を抱いた結果、学習意欲が低下し、成績不振に陥るかもしれない。その結果、登校を渋ったり、不登校などの行動面への不適応がみられることもある。

2）青年期の発達課題

　近年の高学歴化や平均寿命の延長などが原因で、青年期は前後に拡大している。すなわち、青年期前期（思春期）は、身体的な成長が早熟化していることから10歳から17歳ぐらいまでと前傾化している。青年期後期は、社会が複雑化していることから、18歳から25歳ぐらいまでと延長している。

　ここでは人間の発達をライフ・サイクルの観点から捉えたE.H.エリクソンの発達課題（表2-5）を取り上げる。彼は、青年期に達成すべき発達課題を「自我同一性（ego identity）」と位置づけた。

(1)　自我同一性

　「自分はどのような人間なのか？」「自分らしさとは何か？」と自分に問いかけることで、自身の社会的役割を見つめたり、自身の存在意義を探し求める。青年期の多くの人は、自分のことや自分の将来のことについての悩みや不安を抱きやすい。例えば、中学生～大学生ぐらいの年齢の人は、自分が将来やってみたいことは何なのかを考え、進路や就職のことについて模索する。家庭、学校、部活、学習塾などの所属する複数の集団の中で異なる自分の役割を担い、多種多様な人と関わる中で、理想とする人の言動や考え方を真似たり（同一化）しながら、自分自身の進むべき道を切り開こうとする、すなわち自我同一性の確立を目指しているのである。

　一方で、自我同一性の確立は他人との関わりや社会的役割を果たすことによって達成

表2-5　エリクソンの発達段階

発達段階	発達課題	望ましい状態	失敗の状態（危機）
乳児期	信頼	養育者との関係を通じて自分を肯定的に捉え、他人を信頼する感覚を習得し、今後の人間関係の基礎を作る	不信
幼児前期	自律性	排泄などの身の回りのことや自分で物事をやり通すことによって自律性を身につける	恥・疑惑
幼児後期	自発性	周囲に対する好奇心や他人の真似をすることによって、積極性・社会の役割を身につける	罪悪感
学童期	勤勉性	勤勉な態度によって能力を習得し、周囲の承認を得る喜びや達成感を学ぶ	劣等感
青年期	**自我同一性**	**自分は何者であるかを確立し、自分の生き方や価値観を形成する**	**同一性拡散**
成人期	親密性	自我同一性を確立した上で、他人と親密な関係を築く	孤立
壮年期	世代性	社会の存続のために、次世代の人間を育成する必要性を認識する	停滞
高齢期	統合性	自分の人生を受け入れ、肯定し、円熟した人格を達成する	絶望

されるものである。失敗した場合には、自我同一性の拡散として、自分がどのような人間か理解できずに不安になり、自信を失ったり、意欲が低下したりすることもある。

(2)　**心理的モラトリアム（psychological moratorium）**

　エリクソンは青年期を「心理的モラトリアム（猶予期間）」と位置づけた。すなわち、青年から成人になるための準備をする猶予期間である。中学生や高校生は大人に課せられている義務や責任を猶予されており、先に述べた自我同一性の確立に向けて心理・社会的な訓練を行う。近年、社会全体が複雑化し、豊かになったからこそ、青年期が長くなっている（青年期の延長）現状がある。青年期が長くなったことを否定的に捉えるのではなく、人生の重大な決定をする前に、自分のことをさまざまな角度から見つめ、挑戦や失敗を経験できる試行錯誤の期間であるとの認識が重要であろう。

3）心理・行動上の問題

　人間は内面的な欲求と外部からの要求との間に葛藤を生じ、ジレンマに陥るが、その危機を克服することによって次の段階へ進む。児童期前期（小学校低学年）では、幼児期とそれほど変わらない行動もみられるが、児童期後期（小学校高学年）から青年期に

おいては、身体面・心理面・社会面の急速な変化がみられ、3つの側面の均衡が崩れやすい。思春期危機は均衡が崩れた状態であり、犯行や暴力、自己破壊的行動、自己評価の動揺、気分の変動などがみられることが多い。

　また、危機は青年期特有で一過性の場合もあるが、長期化して成人になってから人格障害や精神障害につながる事例もみられる。ここでは、青年期における身体的・心理的な要因で現れやすい障害・問題を以下に紹介する。

　① 　適応上の問題…薬物依存、家庭内暴力、非行、自殺、不登校、引きこもり
　② 　精神の障害…社会不安障害、強迫性障害、摂食障害（拒食症・過食症）、統合失調症、気分障害（うつ病、双極性障害）

　青年期では、不登校、摂食障害、引きこもり、非行などが問題になりやすい。特に、昨今の日本においては、引きこもりや不登校が社会的な問題として大きく扱われている。引きこもりは、家庭内では特に大きな問題はみられないが、外出を極端に回避し社会的に引きこもるタイプが多い。

第3章　健康診断

学習の目標

1．学校健康診断の歴史的背景を理解する。

2．学校健康診断の法的根拠と社会的意義を理解する。

3．学校健康診断の実施上の基本的事項を理解する。

① 健康診断

1）学校健康診断の歴史

わが国の学校における健康診断の始まりは、1888（明治21）年の「学生・生徒の活力検査に関する訓令」に基づく、活力検査であるとされている。これは、当時の児童生徒等の体操を行うことの効果判定や身体発達への効果の検討手段を目的としたものであった。1898（明治31）年に「学校医制度」が公布され、学校医が身体検査を行うこととなった。この制度により、従来の活力検査は健康診断中心に改められ、その内容は身長・体重・胸囲など発育や発達に関連する項目の他に脊柱・体格・視力・眼疾・聴力・耳疾・歯牙・其他疾病の項目が加わった。

その後、1937（昭和12）年に全ての学校の学生・生徒・児童を対象とした「学校身体検査規定」に基づく身体検査が実施されるようになった。1939（昭和14）年には「学校職員身体検査規定」が公布され、学校職員を対象とした身体検査の実施も施行された。1941（昭和16）年頃から国内の結核死亡率は急上昇し、学校において結核対策に重点がおかれるようになった。これに伴い、エックス線検査やツベルクリン反応検査が実施され、1942（昭和17）年からツベルクリン反応陰性者に対してはBCGの集団接種が開始された。1944（昭和19）年には教職員と児童生徒等の両者を含めた「学校身体検査規定」が公布され、年1回以上の結核検査を義務づけるようになった。1957（昭和32）年には、結核予防法の一部改正により、結核健康診断とツベルクリン反応検査または予防接種が全額公費負担となった。

1956（昭和31）年に「学校身体検査」が「学校健康診断」と改められた。1958（昭和33）年に「学校保健法」が制定され、それまでの「身体検査」は一部の項目を残して「健

康診断」と改変され、児童生徒等の健康状態のスクリーニングを主な目的としたものとなった。また、健康診断は就学予定者、幼児・児童・生徒・学生および学校の職員を対象として実施されることとなった。1973（昭和48）年に、学校保健の充実強化をはかるために健康診断の時期や検査項目および検査方法について一部改正された。この年に小・中学生に「尿検査」が健康診断項目に入り、腎疾患の早期発見が可能なシステムが確立された。1994（平成6）年には心臓検診に心電図検査が加わり、児童生徒の突然死や心臓疾患の早期発見のシステムが充実された。2008（平成20）年には、学校保健法が学校保健安全法と改正され、健康診断は児童生徒等や教職員の健康の保持増進をはかり、学校教育の円滑な実施とともにその成果に資するものとして、重要な教育活動としての位置づけがなされた。2003（平成15）年から色覚の検査が健康診断の必須項目から削除され、希望者に対して個別に実施するものとなった。

　2014（平成26）年に、学校保健安全法施行規則が一部改正され、検査項目および技術的水準の見直しがなされた。この中で、座高の検査と寄生虫卵の有無が必須項目から削除された。座高の検査を必須項目から削除したことに伴い、児童生徒等の発育を評価する上で、身長曲線・体重曲線等を積極的に活用することが示された。また、児童生徒の体力低下や過剰な運動による体への影響が懸念されることから、「四肢の状態」が加えられ、四肢の形態および発育ならびに運動器の機能の状態の観察が規定された。また、色覚の検査については、児童生徒等が自身の色覚の特性を知らないまま不利益を受けることのないよう、保健調査に色覚に関する項目を新たに追加する、学校医による健康相談において児童生徒や保護者の事前の同意を得て個別に検査や指導を行うなど、より積極的に保護者等への周知を図ることとなった。

2）学校健康診断の法的位置づけと社会的意義

　学校健康診断は、学校教育において、保健管理の中核として位置づけられており、学校教育法および学校保健安全法に基づいて実施される。学校健康診断は、家庭における健康観察をふまえて、学校生活を送るに当たり支障があるかどうかについて疾病をスクリーニングし、健康状態を把握する役割と、学校における健康課題を明らかにして健康教育に役立てるという、主に二つの役割がある、とされている（表3-1）。

　また、学校健康診断の教育的位置づけは、学習指導要領解説特別活動編（平成29年7月告示）において、心身の健全な発達や健康の保持増進を目的とした健康安全・体育的行事として例示されており、教育活動の一環として実施されることとしている。

表3-1　学校健康診断の法的根拠　（平成28年4月1日現在）

> **学 校 教 育 法**
>
> 第12条　学校においては、別に法律で定めるところにより、学生、生徒、児童及び幼児並びに職員の健康の保持増進を図るため、健康診断を行い、その他その保健に必要な措置を講じなければならない。
>
> **学校保健安全法**
>
> 第1条　この法律は、学校における児童生徒等及び職員の健康の保持増進を図るため、学校における保健管理に関し必要な事項を定めるとともに、学校における教育活動が安全な環境において実施され、児童生徒等の安全の確保が図られるよう、学校における安全管理に関し必要な事項を定め、もつて学校教育の円滑な実施とその成果の確保に資することを目的とする。
>
> 第13条　学校においては、毎学年定期に、児童生徒等（通信による教育を受ける学生を除く。）の健康診断を行わなければならない。
>
> 2　学校においては、必要があるときは、臨時に、児童生徒等の健康診断を行うものとする。

〔出典：文部科学省スポーツ・青少年局学校健康教育課 監修（2015）児童生徒等の健康診断マニュアル 平成27年度改訂、（公財）日本学校保健会、p9（一部引用）〕

　日本における健康診断はその始まりから約100年あまりの歴史を経て、現在の制度に至っている。諸外国に比べて、幼児から大学生に至るまでの成長発達の著しい時期に国内全ての学校において詳細な健康診断を受けられることは、教育活動の中でプライマリ・ヘルス・ケア（PHC）の一端を保障するシステムと捉えることができ、健康診断はその中心的な役割を果たしている。

3）健康診断の種類

(1)　学校健康診断の種類と実施時期

　学校健康診断には、就学時を対象とした就学時の健康診断、児童生徒等を対象とした健康診断および職員を対象とした健康診断がある。学校健康診断の種類と実施時期を次に示す（表3-2）。

(2)　学校健康診断における実施上の留意点

　児童生徒を対象とした定期健康診断の検査項目と実施学年は学校保健安全法施行規則第6条に規定されている（表3-3）。

　定期健康診断の方法および技術的基準については学校保健安全法施行規則第3条に定められている。定期健康診断の実施にあたっては、児童生徒等が自身の健康状態を認識するとともに、教職員がこれを把握して適切な学習指導を行い、児童生徒等の健康の保持増進を図ろうとする意欲や態度に繋げる必要がある。以下に実施上の留意事項を示す。

表3-2　学校健康診断の種類と時期

種　類	法的根拠	実施主体	実施時期
就学時の健康診断	学校保健安全法第11条 学校保健安全法施行令第１条	市町村の教育委員会	学齢簿が作成された後翌学年の初めから４月前までの間
児童生徒等の定期健康診断	学校保健安全法第13条 学校保健安全法施行規則第５条	学校	毎学年６月30日までに行う
児童生徒等の臨時の健康診断	学校保健安全法第13条２ 学校保健安全法施行規則第10条	学校	必要があるとき
職員の定期健康診断	学校保健安全法第15条	学校の設置者	学校の設置者が定める適切な時期
職員の臨時健康診断	学校保健安全法第15条２	学校の設置者	必要があるとき

〔戸田芳雄編集代表／学校保健・安全実務研究会編（2020）付録、新訂版 学校保健実務必携 第５次改訂版、第一法規、pp5-6、p10、p16、p19を元に著者作成〕

① 健康診断の実施体制

　　校長の指導の下、保健主事、養護教諭、学級担任他、全ての教職員が連携、協力して取り組む体制づくりを行う。

② 検査の項目

　　学校保健安全法施行規則に規定された項目について実施する。それ以外の項目を実施する場合は設置者および学校の責任で保護者や関係機関との十分な理解と合意を得て実施する必要がある。

③ プライバシーの保護および個人情報の管理

　　実施にあたっては、保健調査や検査の実施方法、役割分担、検査結果や健康診断票などの取り扱いに十分な配慮をして個人情報の保護に留意しなければならない。

④ 男女差および多様な性自認への配慮

　　プライバシーの保護に加え、診察や心電図検査等衣服を脱いで実施するものは全ての校種や学年で男女別に実施する配慮を行うものとする。また、性同一性障害等多様な性自認に係る児童生徒に対する配慮等、きめ細かな対応も求められている。

⑤ 臨時の健康診断

　　学校内での感染症や食中毒の発生が起こったときや地域での風水害等により感染症の発生のおそれがある場合は、素早く適切に対応できるよう、臨時の健康診断を行うものとされている。臨時の健康診断は以下の場合に実施される。

　ａ．感染症又は食中毒の発生したとき。

　　ｂ．風水害等により感染症の発生のおそれのあるとき。

　　ｃ．夏季における休業日の直前又は直後。

　　ｄ．結核、寄生虫病その他の疾病の有無について検査を行う必要のあるとき。

　　ｅ．卒業のとき。

４）定期健康診断の実施方法

　定期健康診断は、実施計画、実施準備、事前指導、実施、事後措置、評価の手順で行われる。実施方法の手順の例を表３-４に示す。

５）保健調査

　保健調査は、「法第13条の健康診断を的確かつ円滑に実施するため、小学校、中学校、高等学校、高等専門学校においては全学年（中等教育学校及び特別支援学校の小学部、中等部、高等部を含む）、幼稚園、大学においては必要と認めるときに、あらかじめ児童生徒等の発育、健康状態に関する調査を行うものとする」と定められている（学校保健安全法施行規則11条）。

　保健調査の実施時期は、「小学校入学時及び必要と認めるとき、小学校以外の学校においては必要と認めるときに」であったが、平成28年の学校保健安全法施行規則の一部改正により、小学校から高等学校までは、「ほぼ全員に実施されるもの」となっており、幼稚園および大学においては「必要時または必要者に実施されるもの」となっている。毎年、既往歴や現在の疾患の有無や治療状況などの健康情報を健康診断前に把握することによって、診断をする上での総合的な評価の参考となり、有効に活用することができる。保健調査の提出により、保護者から児童生徒等が学校生活を送る上での配慮事項を的確に伝える機会にもなり、保護者と学校との効率的な連携に活かすことができる。また、日常の健康観察や学校生活および教育活動での留意点を把握し、円滑な保健管理を進める上でも重要な健康情報となる。しかし、保健調査は多くの個人情報が含まれているので、情報管理にあたっては十分に配慮する必要がある。

６）健康診断の事後措置

　健康診断にあたっての総合的な健康状態の把握、評価は学校医や学校歯科医の重要な役割となっている。総合評価は健康診断だけでなく、健康相談や保健指導への活用も含めて児童生徒等の健康管理能力を育む上で重要な指標となる。事後措置の法的根拠を

表3-3　学校における定期健康診断の検査項目及び実施学年

平成28年4月1日現在

項　目	検診・検査方法			幼稚園	小学校						中学校			高等学校			大学
					1年	2年	3年	4年	5年	6年	1年	2年	3年	1年	2年	3年	
保健調査	アンケート			○	◎	◎	◎	◎	◎	◎	◎	◎	◎	◎	◎	◎	○
身　長				◎	◎	◎	◎	◎	◎	◎	◎	◎	◎	◎	◎	◎	◎
体　重				◎	◎	◎	◎	◎	◎	◎	◎	◎	◎	◎	◎	◎	◎
栄養状態				◎	◎	◎	◎	◎	◎	◎	◎	◎	◎	◎	◎	◎	◎
脊柱・胸郭 四肢骨・関節				◎	◎	◎	◎	◎	◎	◎	◎	◎	◎	◎	◎	◎	△
視　力	視力表	裸眼の者	裸眼視力	◎	◎	◎	◎	◎	◎	◎	◎	◎	◎	◎	◎	◎	△
		眼鏡等をしている者	矯正視力	◎	◎	◎	◎	◎	◎	◎	◎	◎	◎	◎	◎	◎	△
			裸眼視力	△	△	△	△	△	△	△	△	△	△	△	△	△	△
聴　力	オージオメータ			◎	◎	◎	◎	△	◎	◎	◎	△	◎	◎	△	◎	△
目の疾病 及び異常				◎	◎	◎	◎	◎	◎	◎	◎	◎	◎	◎	◎	◎	◎
耳鼻咽喉頭 疾患				◎	◎	◎	◎	◎	◎	◎	◎	◎	◎	◎	◎	◎	◎
皮膚疾患				◎	◎	◎	◎	◎	◎	◎	◎	◎	◎	◎	◎	◎	◎
歯及び口腔の 疾患及び異常				◎	◎	◎	◎	◎	◎	◎	◎	◎	◎	◎	◎	◎	△
結　核	問診・学校医に よる診察				◎	◎	◎	◎	◎	◎	◎	◎	◎				
	エックス線撮影													◎			◎ 1学年（入学時）
	エックス線撮影 ツベルクリン反応検査 喀痰検査等				○	○	○	○	○	○	○	○	○				
	エックス線撮影 喀痰検査・聴診・打診													○			○
心臓の疾患 及び異常	臨床医学検査 その他の検査			◎	◎	◎	◎	◎	◎	◎	◎	◎	◎	◎	◎	◎	◎
	心電図検査			△	◎	△	△	△	△	△	◎	△	△	◎	△	△	△
尿	試験紙法	蛋白等		◎	◎	◎	◎	◎	◎	◎	◎	◎	◎	◎	◎	◎	△
		糖		△													△
その他の疾病 及び異常	臨床医学検査 その他の検査			◎	◎	◎	◎	◎	◎	◎	◎	◎	◎	◎	◎	◎	◎

（注）◎ほぼ全員に実施されるもの

　　　○必要時または必要者に実施されるもの

　　　△検査項目から除くことができるもの

〔出典：文部科学省スポーツ・青少年局学校健康教育課 監修 （2015）児童生徒等の健康診断マニュアル 平成27年度改訂、（公財）日本学校保健会、p19〕

表3-4　定期健康診断の実施方法の手順（例）

期日／実施段階		主　な　内　容	
1月 ↓ 3月	実施計画	●次年度の学校保健計画案作成 ●健康診断実施計画の作成	○学校評価や学校保健活動の評価、学校医や学校歯科医等の指導助言や学校保健委員会での協議内容を踏まえ、校内保健委員会等で原案作成し、十分検討する。 ○学校医、学校歯科医、検査機関、教育委員会等の連絡・調整を図る。
4月 ↓	事前活動	●学校保健計画、健康診断実施計画の決定	○年度初めの職員会議で、学校保健計画、健康診断実施計画について検討し、校長が決定する。
		●学校医（内科・眼科・耳鼻科）、学校歯科医との打ち合わせ ●関係者等の共通理解・確認	○教職員や学校医、学校歯科医、関係機関等と実施内容等の共通理解を図り日程調整をする。 ・健康診断の判定基準や留意事項 ・事後措置の進め方 ・検査時のプライバシー保護のための工夫、性差及び性自認や障害特性など個別の配慮が必要な児童生徒への対応措置の確認 ・未検査者への対応等
		●検査会場の準備	○健診や検査に適した会場を確保し、設定する。
	準備	●健診・検査に必要な機器、用具等の点検 ●健康診断票や諸用紙の確認と準備（学校医・学校歯科医に相談）	○会場責任者との打ち合わせを実施する。 ○使用前後の管理・保管について確認する。（滅菌消毒、必要数等の確認を含む） ○保健調査票、結核問診票等の提出方法を工夫し、プライバシーの保護に十分配慮する。
		●健康診断実施に関する資料作成 ●保護者への事前対応 ●児童生徒への事前指導	○教師用・保護者用・児童生徒用等指導資料を作成し、配布する。 ○保護者に健康診断の趣旨や実施計画等について通知し、理解と協力を得る。 ○学級活動（ホームルーム活動）等において、健康診断の目的や受け方などについて指導を実施する。
	保健調査	●保健調査やアンケート等の実施 ・日常の健康観察結果の活用	○回収後、記載事項を担任や養護教諭が確認し、検査の補助資料となるようにまとめる。
	検査等実施	●健康診断の実施 ・校内で行う検査 ・検査機関による検査 ・学校医・学校歯科医による健診・検査 ・未検査者への指導	○教職員全体で役割分担を再確認する。 ・検査に必要な機器や用具等の配置 ・健康診断票等諸用紙の記入方法等 ・保健調査や日常の健康観察等の補助資料の準備 ・未検査者が早期に検査を受けられるように、本人・保護者に連絡
	事後措置	●学校医、学校歯科医からの指導	○児童生徒等の健康状態等について指導を受け、保健管理や保健指導の進め方を検討する。
		●総合判定 ●管理が必要な児童生徒等への対応 ●地域の関係機関との連携	○結果を本人及び保護者に通知する。 ○主治医や保護者等と管理の内容を確認する。 ○管轄保健所、病院等と連携を図り、児童生徒等の健康管理を実施する。
		●健康課題の把握（結果の統計処理）	○結果を集計、分析し、健康課題を把握し、学校保健委員会等で自校の健康課題への対応について検討する。
		●学校医・学校歯科医等による健康相談・保健指導の実施 ●養護教諭・担任等による健康相談・保健指導の実施 ●健康診断票等の整理と管理	○計画的に進められるように日程を調整する。 ○養護教諭と担任等が連携して組織的に対応する。 ○個人情報の取り扱いを周知し、適切に管理する。 ・健康診断票・学校生活管理指導表等の整理 ・要管理者一覧表の作成等
		●教育の見直し（改善）	○必要に応じて、校内運営委員会・職員会議等での教育計画の見直しを実施する。
12月	結果の活用等	●保健教育における活用	○教育活動全体を通して、健康の保持増進を図る。
1月 ↓ 3月	評価	●学校保健活動の評価 ●健康診断に関する評価	○学校保健計画、保健管理、保健教育、組織活動等について、全教職員で評価を行う。 ○実施計画、事前、事後指導、事後措置状況、自校の健康課題と対策について評価を行う。

〔出典：文部科学省スポーツ・青少年局学校健康教育課　監修（2015）児童生徒等の健康診断マニュアル　平成27年度改訂、（公財）日本学校保健会、p11（一部改変）〕

表3-5　学校健康診断の事後措置（法的根拠）

> **学 校 保 健 安 全 法**
>
> （児童生徒等の健康診断）
>
> 第14条　学校においては、前条の健康診断の結果に基づき、疾病の予防処置を行い、又は治療を指示し、並びに運動及び作業の軽減をする等適切な措置をとらなければならない。
>
> **学校保健安全法施行規則**
>
> （事後措置）
>
> 第9条　学校においては、法第13条第1項の健康診断を行ったときは、21日以内にその結果を幼児、児童又は生徒にあっては当該幼児、児童又は生徒及びその保護者（学校教育法（昭和22年法律第26条）第16条に規定する保護者をいう。）に、学生にあっては当該学生に通知するとともに、その各号に定める基準により、法第14条の措置をとらなければならない。

〔出典：文部科学省スポーツ・青少年局学校健康教育課 監修（2015）児童生徒等の健康診断マニュアル 平成27年度改訂、（公財）日本学校保健会、p62（引用）〕

表3-5に示す。

事後措置の内容の9項目を以下に示す。

(1)　疾病の予防措置を行うこと。

(2)　必要な医療を受けるよう指示すること。

(3)　必要な検査、予防接種等を受けるよう指示すること。

(4)　療養のため必要な期間学校において学習しないよう指導すること。

(5)　特別支援学級への編入について指導と助言を行うこと。

(6)　学習又は運動・作業の軽減、停止、変更等を行うこと。

(7)　修学旅行、対外運動競技等への参加を制限すること。

(8)　机又は腰掛の調整、座席の変更及び学級の編成の適正を図ること。

(9)　その他発育、健康状態等に応じて適当な保健指導を行うこと。

7）健康診断の活用

　健康診断結果は、保健管理、保健教育及び組織活動について有効な活用ができる。また、一人一人の発育を評価する上で、成長曲線の作成とその評価にも活用することができる。

　文部科学省は2019（令和元）年に、今後の学校健康診断に関連した考え方を示した。今後の個人の健康状態や服薬履歴等を本人や家族が把握、日常生活改善や健康増進につなげるための仕組みであるPHR（Personal Health Record）を推進することとし、乳幼

児期・学童期の健診・予防接種などの健康情報を一元的に活用することや学校健康診断についても、健診データの電子化を促進するものとしている。今後は健康診断結果のデジタル化とその管理に向けた対応が求められる。

8）学校健康診断における新型コロナウイルス感染症への対応

　文部科学省は新型コロナウイルス感染症拡大の状況を踏まえて、2020（令和2）年3月に学校健康診断の実施時期を学校保健安全法に規定されている6月30日までに実施できない場合は当該年度末日までの間に実施することとする事務連絡を出した。これを受けて、日本学校歯科医会は健康診断時の留意点として、家庭での健康管理の徹底、児童生徒等及び教職員の体調管理の徹底、三密を避ける体制の必要性を示している。また、学校歯科医が口腔内を手指で触らない検査方法の実施などについて推奨している。公益社団法人日本眼科医会では、学校健康診断の実施を地域ごとの状況を鑑みた上で検討すること、健診においては、換気の徹底、近距離での会話や発声を控える、児童生徒のマスク着用、擦式アルコール消毒薬および手袋の確保などの準備の検討を示している。学校医は健診実施時には、メガネ（ゴーグル）、サージカルマスク、手袋の装着など、接触・飛沫感染予防の徹底を図ることとしている。日本耳鼻咽喉科学会でも、健診時に学校医がメガネ（ゴーグル）とマスク、あるいはフェイスシールド等を装着することを推奨している。

　学校健康診断は、一定時間内に多くの児童生徒のスクリーニングを行うものであり、学校医にとっても高リスクを伴う健診手段である。今後は地域の感染状況を踏まえて、学校医や学校歯科医等と十分な連携の下で感染予防対策や環境整備を図り、学校健康診断を進めていく必要がある。

引用参考文献

1）雪下國雄（2016）学校健康診断の成り立ちと目的、藤実彰一編「小児科診療」第79巻11号（37）
　　pp1423-1427

2）公益財団法人結核予防会結核研究所HP
　　https://jata.or.jp/outline_history.php（2020.10.31アクセス）

3）金子一成（2005）学校検尿制度による小児腎疾患の診断と治療、Sysmex Journal web Vol.16、
　　p8 www.sysmex.co.jp/products/vol6/vol6_3_07.pdf（2020.10.31アクセス）

4）文部科学省（2014）学校保健安全法施行規則の一部改正等について（通知）

HP　https://www.pref.nagano.lg.jp/kyoiku/hokenko/hoken/documents/140430kaisei.pdf （2020.10.31アクセス）

5 ）公益財団法人日本学校保健会（2015）児童、生徒、学生及び幼児の健康診断の実施、児童生徒等の健康診断マニュアル平成27年度改訂、文部科学省スポーツ・青少年局学校健康教育課監修、pp9-10、p19、p11、p62

6 ）文部科学省（2018）小学校学習指導要領（平成29年告示）解説特別活動編、東洋館出版社、pp122-123

7 ）学校保健・安全実務研究会編（2020）付録、戸田芳雄編集代表、新訂版 学校保健実務必携 第5次改訂版、第一法規、pp5-6、p10、p16、p19

8 ）文部科学省（2015）性同一性障害に係る児童生徒に対するきめ細かな対応の実施等について https://www.mext.go.jp/b_menu/houdou/27/04/1357468.htm （2020.10.31アクセス）

9 ）学校保健・安全実務研究会編（2020）第4章健康診断、戸田芳雄編集代表、新訂版 学校保健実務必携 第5次改訂版、第一法規、p273

10）松永夏来（2016）児童生徒等の健康診断の検査項目と2016年度改正点、藤実彰一編「小児科診療」第79巻11号（37）pp1430-1431

11）文部科学省（2019）学校健康診断をめぐる現状と経過について、初等中等教育局健康教育・食育課、データ時代における学校健康診断情報の利活用検討会（第1回）資料 https://www.mext.go.jp/content/1422788_2_1.pdf （2020.10.31アクセス）

12）日本学校歯科医会、学校歯科医の先生方へ 健康診断時の感染防止の対策について https://www.cda.or.jp/img/2020/06/日学歯6月1日1.pdf （2020.10.31アクセス）

13）公益社団法人日本眼科医会、『新型コロナウイルス感染症の状況を踏まえた学校保健安全法に基づく児童生徒等の健康診断の実施等に係る対応について』とそれに関連する眼科健診について https://www.gankaikai.or.jp/school-health/20200325_kenshin.pdf （2020.10.31アクセス）

14）日本耳鼻咽喉科学会、新型コロナウイルス感染症の現状を踏まえた児童生徒等の耳鼻咽喉科健康診断実施に係る対応について http://www.jibika.or.jp/members/iinkaikara/gakkouhoken_covid19_t.html （2020.10.31アクセス）

② 新型コロナ対応様式の健康診断の実際

【内科検診の実際】

1）学校の規模

児童数　668人・23学級（特別支援学級3学級を含む）

2）内科検診の日程

学校医との打合せにより、8日で実施（1日当たり約60～100名）

3）1日の検診時間

60～100分

4）事前準備

⑴　養護教諭は「子どもの健康管理プログラム」を活用して身長体重を入力し、成長曲線・肥満度曲線を作成し、低身長や肥満等の対象児童の成長曲線を印刷しておく。

⑵　児童に結核健康診断問診票・運動器事前調査票を配付し、回収する。その後、養護教諭が運動器事前調査票に異常の疑いがある児童を抽出し、事前に観察を行っておく。

⑶　異常が認められた児童の運動器事前調査票、低身長や肥満等の児童の成長曲線、アレルギーやその他の学校生活管理指導票等を保健調査票のファイルに挟み、準備しておく。

⑷　検診の記録用名簿を準備し、昨年度までの内科検診の結果を記入しておく。

⑸　担任は、事前に健診の主旨、流れなどを児童に指導を行っておく。

⑹　児童は、体操服でマスクを着用し、内科検診を受ける。

5）コロナ対策の留意事項

⑴　医師が使用するマスク・ガウン・ゴーグルまたはフェイスシールド・手袋・ヘアーキャップ・アルコール消毒液・ペーパータオル・エタノール含浸綿、聴診器2本を準備しておく。

⑵　児童には健康診断時にマスクを着用させ、健診後に手洗い・うがいをさせる。

⑶　カーテンや衝立等を利用し、動線を考慮して、プライバシーの確保に留意しつつ、換気を十分に行う。

⑷　待機時は2メートル程度あけるようにして、一度に多くの児童を健診会場に入れない。

⑸　内科医は、基本的に直接児童に接触せず、聴診器をあてて視診する。補助の職員は、内科医が使用した聴診器を内科医から受け取り、すでに消毒済みの聴診器を内科医に渡す（内科医が使用した聴診器をエタノール含浸綿で消毒し、次の準備を行う）。内科医が児童生徒に直接接触した場合は、その都度手袋を替える。または手指をアルコールで消毒する。

⑹　健診で出たゴミ（エタノール含浸綿・手袋等）は、ビニール袋をかけたゴミ箱の中に捨て、ビニールの口を絞り処分する。

6）健診の流れ

⑴　会場に入る前に、担任が児童の手指の消毒を行う。

⑵　入口に担任が立ち、児童を会場内に4名入れる。児童は、脱衣かごの前で上半身裸になる。

⑶　児童は体操服で上半身を隠し、1名は医師の前に進み、1名は待機場所に移動する。

⑷　児童は体操服を片手で持ち、診察を受ける。養護教諭は昨年度の検診結果や運動器検診について等、各児童の情報を内科医に伝え、検診結果を記録する。

⑸　医師の聴診後、必要な児童に対して運動器検査を行う。その後児童全員、後ろ向きに正しい姿勢で立ち、前傾になり、脊柱検査を受ける。

⑹　診察後、児童は移動し、脱衣かごの前で、服装を整える。

⑺　体操服を着用した後、出口から1名出ると、入口の担任が次の1名児童を会場に入れる。

7）会場図

8）課題

　勤務校は、児童数も多く、内科検診1日当たりの児童数も多いために、一度に会場（保健室）に児童を4名入れざるを得ず、動線が交わることもあった。

第4章　子供の健康実態と慢性疾患

学習の目標

1．社会の変遷につれ、様変わりしてきた子供の健康実態と増加する慢性疾患について、その概要と学校現場での留意点を学ぶ。

2．アレルギー疾患、心疾患等の子供の健康管理における教職員の連携支援の必要性について学ぶ。

3．子供が生涯にわたり健康な生活を送るためには、望ましい生活習慣の確立と運動による体力づくりが必要であることを学ぶ。

4．子供の健康問題は、結核などの再興感染症がみられることを理解する。

① 健康診断結果からみる子供の疾病

　学校保健安全法第13条に規定され、毎学年定期的に行われる児童生徒の健康診断結果は、「学校保健統計調査報告書」[1]として公表され、わが国の子供の健康実態が明らかになり、経年的にみると、疾病構造の変化を読み取ることができる。

　令和2年度の結果、幼稚園、小学校が最も高い割合を示したのは、「むし歯（う歯）」で、次に高かったのは、「裸眼視力1.0未満の者」であった。中学校、高等学校で割合が最も高かったのは、「裸眼視力1.0未満の者」で、次に「むし歯（う歯）」の順であった（表4-1）。

表4-1　令和2年度学校保健統計調査結果－疾病・異常の被患率等－

順位	区分	幼稚園	小学校	中学校	高等学校
1位	60％以上70％未満				裸眼視力1.0未満の者
2位	50 〜 60			裸眼視力1.0未満の者	
3位	40 〜 50		むし歯（う歯）		むし歯（う歯）
4位	30 〜 40	むし歯（う歯）	裸眼視力1.0未満の者	むし歯（う歯）	
5位	20 〜 30	裸眼視力1.0未満の者			
6位	10 〜 20		鼻・副鼻腔疾患鼻	鼻・副鼻腔疾患鼻	

〔出典：文部科学省「学校保健統計調査－令和2年度（確定値）の結果の概要」より、岡本一部改変〕

1）むし歯（う歯）

　むし歯（う歯）と判定された者は、ピーク時（昭和40〜50年代）より減少傾向が続いており、中学校及び高等学校で過去最少となった。

　「むし歯（う歯)」の罹患率を高める要因として、就寝時間の遅延に伴う不規則な間食摂取、ソフトドリンク・炭酸飲料などによる砂糖の過剰摂取、軟食化傾向の食事内容などが指摘されている[2]。また、近年の傾向として、保護者の養育態度や教育歴、経済状況が子供の口腔衛生状態に影響を与えているという報告[3]もある。しかし、学校での歯磨き指導などの健康教育やフッ化物専攻などの取り組みも推進され、「むし歯」の罹患率は改善されつつある。

2）視力（裸眼視力1.0未満）

　令和2年度学校保健統計（学校保健統計調査報告書）によると、「裸眼視力1.0未満」の割合は小中高ともに過去最高を示し[1]、子供の視力低下が進行している。視力低下は日常生活や学習に支障をきたすだけでなく、その度合いが強くなると、将来、緑内障や近視性網膜症、白内障などの重篤な疾患の危険性が高くなることから[6]予防への取り組みは喫緊の課題である。特に急速に普及したIT機器のなかでもスマートフォンの所持率は年々増加し、内閣府が行った調査では、小学生27.0％、中学生51.7％、高校生94.8％となり、小学生の約3人に1人がスマートフォンを所持していることが明らかとなった[7]。またスマートフォンの長時間使用は、細かな字を見続けることによる眼精疲労、ブルーライトによる睡眠の質低下、夜更かしとその後に続く起床時間のずれ、朝食欠食、寝不足による授業中の集中力低下など、子供の生活にさまざまな影響を及ぼしている。また、教育現場においてパソコンやタブレットの利用は今後さらに進むと予想され、検討すべき課題は多い。

② 学校生活において留意すべき子供の病気

　学校における児童生徒等の健康の保持増進を図るため保健管理・保健教育が進められている。学校保健安全法では、健康診断を規定し、保健管理の中核に位置付けしている。また、学習指導要領においては、特別活動の中で健康安全・体育的行事として健康診断が位置付けられており、教育活動として実施されるという一面も持っている。

　学校における健康管理として心臓疾患、腎臓疾患、糖尿病といった慢性疾患やアレルギー疾患をもつ子供などに対して発作時の対応などの健康管理を的確に行い、教職員の理解と連携のもとに安心安全な学校生活を送ることができるよう個別の支援を行っていく必要がある。

1）心疾患

　心臓検診は、1994（平成6）年の改正から小学校1年生、中学校1年生、高等学校1年生全員に心電図検査が義務付けられた[8]。

　学校心臓検診を実施する目的として、日本学校保健会では次の4つがあげられている[9]。

① 　疾患を正しく診断し、それに応じた正しい管理指導区分を定め、適切な管理指導を行って疾病の悪化を防ぎ、さらには突然死を防止する。

② 　心臓検診により医療や経過観察を必要とする症例を発見し、適切に治療や経過観察を受けるよう指導する。また既知の疾患でも主治医や専門医の管理指導を受けていない場合には検診をすすめるように指導する。

③ 　正しい指導区分を定め、過度の運動制限や無用な生活制限を解除する。

④ 　以上の目的、目標を実現するために、必要に応じて専門医の意見を聞いたり、紹介をする。

　学校においては、健康診断によって、心疾患あるいはその既往歴をもつ子供を把握し、保護者や主治医と連絡を取り合い、必要な情報を入手し、日頃の健康観察において留意すべき他覚症状等を把握しておく。また、主治医による「学校生活管理指導表」（中学・高校生用：表4-2）による指導区分の指示のもと、体育実技、クラブ活動、学校行事等においては、学校長、学校医、保健主事、養護教諭、担任教諭、保健体育教諭、部活顧問等の関係教職員に周知し、個々に適切に対応する必要がある[10]。

表4-2　学校生活管理指導表（中学・高校用）

学校生活管理指導表（中学・高校生用）

[平成23年度改訂]

運動強度		軽い運動（C・D・Eは"可"）	中等度の運動（D・Eは"可"）	強い運動（Eのみ"可"）

*（体を使った運動）

*（休ること）：レジスタンス運動（等尺運動）

〔出典：（公財）日本学校保健会Webサイト http://www.hokenkai.or.jp/kanri/kanri_kanri.html（2021.3.19アクセス）〕

学齢期の子供の心疾患は大きく次の３つに分類される。

①生まれつき心臓の形と機能に異常のある「先天性心疾患」②主に乳幼児に発熱と発疹で始まり、心臓の冠動脈に病変を残す「川崎病」③学校検診でみつかる「不整脈」や「心筋症」など。

(1)　先天性心疾患

大きく分けて ①心臓に穴があいていて大量の血液が心臓と肺の間を空回りするために心臓や肺に負担のかかる場合（非チアノーゼ性心疾患）と ②酸素の少ない赤黒い静脈の血液が心臓の穴を通して大動脈から全身に流れるために唇や手足が紫色になる場合（チアノーゼ性心疾患）がある。多くは乳幼児期に発見され、根治手術を受けて学齢期を迎える。しかし、経過観察の途中で就学を迎える子供もいる。

① 　心室中隔欠損症

心臓から血液が送られるポンプの役割を果たしている左右の心室の間に穴があいて圧が高い左心室から右心室に血液が流れ込んでしまう病気である。小さい穴では１歳くらいまでに自然に閉じることがあり、たいていの場合、手術によって、元気な体になり、学校生活や運動もほぼ普通通りできるようになる。

② 　心房中隔欠損症

左右の心房の間に穴があいている場合である。比較的大きな穴があいていても心臓の雑音や疲れやすいなどの症候はほとんどなく、小、中学校の検診で偶然に見つかることの多い病気である。生まれてすぐに見つかる小さな穴（卵円孔開存）は、１歳くらいまでに自然に閉じることがあるが、いずれにせよ治療後は学校生活や体育活動に支障はない。

③ 　肺動脈弁狭窄

肺動脈弁は右心室から肺に送られる血液が逆流するのを防いでいる弁であるが、生まれつきこの弁の開きが悪く、右心室が強い圧力をかけないと肺に十分血液を送れない中等度以上の狭窄がある場合、治療の対象となる。最近は管（カテーテル）の先に付けた風船を膨らませて、狭い弁を広げる治療や、弁そのものが極端に小さい場合や、弁の上下に狭い部分がある場合は手術で治す必要がある。

④ 　動脈管開存症

動脈管は、大動脈と肺動脈の間を結ぶバイパス役の血管で、大変重要である。生後間もなく不要になり自然に閉じるが、何らかの原因で閉じないとこの管を通して血液が心臓と肺の間を空回りするので障害が発生する。管が小さなものでは症状はなく、

自然に閉じることもある。症状が軽度の動脈管開存の子供は、2歳以降にカテーテル（コイル閉鎖）で治療することができる。いずれの場合も治療後は運動や学校生活に支障はない。

⑤　ファロー四徴症

　　先天性の心疾患で、右心室の出口から肺動脈にかけて細く（肺動脈狭窄）、心室の壁に大きな穴（心室中隔欠損）があり、大動脈が心室の壁に馬乗りのような状態になっており（大動脈騎乗）、その結果、右心室に負担がかかって壁が厚くなる（右室肥大）という4つの特徴がある。自然治癒は望めないが1歳前後に根治手術を行う。手術後、チアノーゼはなくなって元気になる。酸素の少ない血液が全身に送られるため、チアノーゼや太鼓バチ指[*1]といった症状が特徴である。多くの子供は学校生活や運動が可能であるが、中程度以上の肺動脈弁の狭窄や逆流が残っている場合は、激しい運動は控えるなど、主治医から運動制限が出されることがある。また、小児期には無症状であっても、成人期以降に不整脈が出たりすることがあるので、大人になっても定期検診が必要である。

(2)　川崎病

　1967年に川崎富作博士が、手足の指先から皮膚がむける症状を伴う小児の「急性熱性皮膚粘膜リンパ節症候群」として発表された症候群（MCLS：Mucocutaneous Lymph Node Syndrome）が、新しい病気であることがわかり、博士の名前をとって川崎病という病名になった。原因は不明であるが、ウイルスや細菌に感染したのをきっかけにそれを防ごうとする免疫反応がおこり、全身の中小の血管に炎症が生じるのではないかと考えられている。心臓を養っている冠状動脈（冠動脈）の血管壁の構造が、この反応によって破壊されてもろくなり、もろくなった部分が拡大して瘤となることがある。これが川崎病による冠動脈障害で、後遺症と呼ばれている。注意が必要なのは、冠動脈障害が原因になって、この動脈がつまり、心筋梗塞がおこる場合がある。心筋梗塞は動脈硬化からくる成人病（生活習慣病）であるが、子供でも川崎病による冠動脈障害が原因となっておこる場合がある。川崎病の場合はかかった子供の2〜3％に再発がみられる。感染する病気ではないが、兄弟でかかる場合が1〜2％ある。

　川崎病は2つの疾患をもち、急性熱性疾患（急性期）と冠動脈障害を主とした心疾患（後

＊1　太鼓バチ指：爪のつけ根が盛り上がり、指先が太鼓のバチ状に丸く膨らんでいる状態。チアノーゼを伴う先天性心疾患でよくみられる。

遺症）である。主な症状は、①５日以上続く発熱（38度以上）、②発疹、③両眼の充血（両側眼球結膜充血）、④唇が赤くなったり、苺舌がみられる、⑤病気の初期に手足がはれたり、手のひらや足底が赤くなったりする、熱が下がってから、手足の指先から皮膚がむける膜様落屑がある、⑥片側の首のリンパ節が腫れる。患児の10 ～ 30％は冠動脈に動脈瘤ができ、突然死の原因になる。また、動脈瘤が治癒した場合でも、成人期に心臓障害を引き起こすことがあるため、長期の経過観察が必要となる。

(3)　心筋症および不整脈

① 　心筋症

　　心筋症とは心臓の筋肉細胞そのものが障害される病気で、様々な種類がある。拡張型心筋症、拘束型心筋症および肥大型心筋症と大きく３つに分類できる。拡張型心筋症は心筋の収縮力が悪くなる病気で、その結果心筋は菲薄化し心室内腔は拡張する。小児の場合は心不全の症状はわかりにくく、腹部症状（腹痛、食思不振、嘔吐など）で始まることが多く心臓の症状とは気が付きにくい。ひとたび発症すると急激に進行し、呼吸不全や末梢冷感を来す。

　　拘束型心筋症とは、心臓の重要な機能として収縮能および拡張能があるが、主に拡張能に問題がある心筋症となる。心臓は収縮した後に拡張して送り出すための血液を心室内に充満させなければならない。心筋がうまく拡張できない状態を拡張障害という。有効な薬物治療は現在のところない。発症年齢が早いほどその予後は悪く、心臓移植を必要とすることが知られている。

　　肥大型心筋症は、心室筋が肥厚して厚くなる心筋症である。家族性に発症することが多く、不整脈や突然死を引き起こすこともあることが知られている。

② 　不整脈

　　不整脈は大きく分けて３種類、すなわち脈の遅くなる「徐脈」、速くなる「頻脈」、さらに、脈が飛ぶ「期外収縮」に分類される。徐脈をきたす病態として、洞不全症候群、房室ブロックがある。

　　頻脈をきたす病態には、心房細動、発作性上室性頻拍、心室頻拍、心室細動、WPW症候群（ウオルフ・パーキンソン・ホワイト症候群）などがある。

　　不整脈は、心臓の拍動リズムに異常がみられる状態で、定期健康診断で指摘される不整脈には「期外収縮」（心房や心室が本来の信号より早く収縮してしまう場合）や「房室ブロック」（心房と心室の連携が乱れて、心房の収縮に続く心室の収縮に遅れがみられる場合、あるいは心房からの信号が途絶して心室に届かない場合）のほか、「WPW

症候群」などがある。一般的にWPW症候群というだけでは無症状であり治療の必要性はない。しかし発作性上室性頻拍と言われる頻脈発作を起こす場合は治療を受けることが望ましい。安静時には60-80回／分程度の脈拍である学童児が、安静にしていても200-250回／分の脈拍となる。なかなか止まらない場合は医療機関を受診する必要がある。一般的に発作は突然始まり（特に運動中などをきっかけに）、突然停止し、その始まりと終わりを本人が自覚できる。発作を繰り返さないようにするにはカテーテルアブレーションという治療の有効性が高い。子供は息切れや「胸が苦しい」、「胸のあたりがおかしい」といった訴えを口にすることがあるので、聞き逃さないように注意しなければならない。このため、小学校・中学校・高等学校1年において心電図による心臓検診が実施されている。

2）腎臓病

腎臓病は、むくみの原因になったり、悪化すると透析が必要になったりする病気として知られている。腎臓の機能低下や蛋白尿が、末期腎不全・透析の原因になるだけでなく、高血圧、脳卒中、心疾患などの循環器病の原因や死亡の原因にもなることが指摘されている。

これは、腎臓が全身の臓器の活動で生じた"廃棄物"（老廃物）を尿に捨て、きれいになった血液を心臓に戻すという大切な役割を担っているが、腎臓に病気が生ずると、この機能がうまく働かなくなり、さらに機能低下が進行すると腎臓移植や人工透析が必要となる場合もある。わが国では学校保健安全法施行規則の改正により、1974（昭和49）年から健康診断の項目に検尿が加えられたが、日常の健康観察において、倦怠感、食欲不振、顔・まぶた・足の浮腫、尿量の減少などに注意する必要がある。また、腎臓病の子供については、主治医による「学校生活管理指導表」の指示を関係職員に周知し、必要な措置を行わなければならない。

以下に、学齢期に注意すべき腎臓病について述べる。

⑴　急性腎炎（急性糸球体腎炎）

発症1〜2週間前に風邪や扁桃炎、咽頭炎などの溶結性連鎖球菌に感染し、その後、急性に血尿、蛋白尿、乏尿、浮腫、高血圧などを発症する腎炎である。血液検査では、ASO（antistreptolysin-O）が上昇する。抗生物質の使用により、発症頻度は急激に減少している。安静と食事療法、薬物療法による対症療法を行う。通常は自然治癒するが、腎不全が著明な場合は透析を行うこともある。

⑵　慢性腎炎（慢性糸球体腎炎）

　子供の慢性腎炎は、学校検尿で血尿やたんぱく尿が検出されてはじめて腎炎であることがわかるケースが多く、血尿やたんぱく尿が１年以上続き、組織に病変が確認されることで診断される。原因としては、免疫反応の異常が多いと考えられている。症状としては、たんぱく尿や血尿のほか、高血圧、めまい、肩こり、むくみ、頭痛、倦怠感などが現れる。

　血圧のコントロールに努め、症状の悪化を防ぐ。また、競技スポーツなどの激しい運動や過労を避けるようにする。

　慢性腎炎の中でも最も多いのがIgA腎症であり、成人後に悪化するケースもあり注意を要する。IgA腎症の発症機序については不明な点が多いが、抗体であるIgA（＝免疫グロブリンA）が糸球体に沈着して引き起こされるという説がある。治療の基本は、抗血小板薬や抗凝固薬、降圧薬などによる薬物療法と食事療養（塩分制限・たんぱく制限など）がある。

⑶　小児のネフローゼ症候群

　ネフローゼ症候群とは、尿中にタンパク質が多量に出てしまい、血液中のタンパク質が減ってしまう状態を示す症候群である。尿の泡立ちやむくみを主な症状とする。大量のたんぱくが尿中に検出され、血液中のタンパク質、アルブミンが減少すると、崩れた血管内外のバランスをとるために水分が血管外へと出ていくが、ネフローゼ症候群では腎臓から塩分が排出されにくくなるともいわれている。これにより、体内に塩分・水分が留まり、むくみなどの症状が現れる。

　小児のネフローゼ症候群の約90％は原因不明であるが、食事療法に加えて、ステロイドホルモン剤による薬物療法が有効である。ただし、再発も多く、ステロイドホルモン剤の長期使用による骨密度低下など副作用が生じる場合もあるため、学校においては患児一人ひとりの状態に応じた支援が必要である。

⑷　腎盂炎（尿路感染症）

　健康な人は膀胱から尿管、腎盂には細菌は存在しないが、尿道の出口から侵入した細菌が尿の通り道を遡り腎盂に達して起こることが最も多い。大腸菌による感染が約90％にも達する。

　背中や腰が痛む・熱がでる（38℃以上）などの膀胱炎の症状がみられる。急性腎盂腎炎はこれらの症状が急激に現れる。吐き気がする・寒気を感じる・全身がだるくなるなどの症状や、時には脱水による意識障害がでることもある。さらに重くなると細菌が腎

臓から血流に乗って全身へ広がり、命に関わることもある。治療は抗生剤が中心となる。腎盂腎炎は女性に多く発生する傾向があり、女性は大腸菌などが存在する肛門と尿道の距離が近いこと、尿道が短いことなどが挙げられる。

３）糖尿病

　学校保健安全法施行規則の改正により、1992（平成４）年より定期健康診断の尿検査では、蛋白に加え、糖検査も併せ実施することとなった。その背景には学童期肥満とこれに伴う２型糖尿病の増加がある。

　糖尿病には１型と２型の２種類がある。１型糖尿病は自己免疫などによって発症するタイプで、インスリンを分泌する細胞が破壊されてしまうことによって起こる。２型糖尿病は不規則な生活習慣などによって引き起こされるといわれている。

　糖尿病といわれると、生活習慣病をイメージする人も多いかもしれない。しかし、一般的に私たちがイメージする成人の糖尿病は２型糖尿病と呼ばれるものである。子供に発症する糖尿病の多くは１型糖尿病と呼ばれ、発症年齢は10歳から15歳がピークである。しかし、最近では中学生や高校生のなかにも２型糖尿病のタイプが増えてきており、小児糖尿病の５人に１人は２型糖尿病に分類されている。そのため小児糖尿病を考える際には、１型糖尿病と２型糖尿病の両方を考えなければならないが、１型糖尿病は原因や治療法も２型糖尿病と異なる。

　小児糖尿病は小学校低学年から高学年にかけて突然発症する病気で、病気とは長い付き合いになるため、保護者はもちろん、本人も自分の病気について知り、コントロールすることを学習していかなければならない。

　以下に小児糖尿病についてその原因とともに述べる。

⑴　１型糖尿病

　１型糖尿病の原因については、現在では遺伝的要因が50％、ウイルス感染などの後天的要因が50％ということがわかっている。遺伝的要因といっても一般的な体質のようなもので、特殊なものではなく、誰でも発症する可能性がある。

　自分の免疫機構によって自己の細胞を攻撃してしまう反応が自己免疫であるが、１型糖尿病は自己免疫で発症すると考えられている。ウイルスへの感染や体調の変化で膵臓のランゲルハンス島というところにあるβ細胞（インスリンを作っている場所）を免疫細胞が攻撃してしまうことがあり、その結果インスリンが作られなくなってしまい、この状態が１型糖尿病である。ただし、１型糖尿病のなかには上記のような自己免疫に関

わる仕組み以外でも発症することがあり、その原因はよくわかっていない。1型糖尿病の子供は血糖をコントロールするために定期的にインスリン自己注射を行ったり、低血糖の予防のために補食を摂取したりする必要がある。

(2) 2型糖尿病

　近年増加傾向にある中学生や高校生の2型糖尿病は、遺伝的原因が約90％、肥満などの後天的原因が約10％ということがわかってきた。遺伝的といっても、複数の遺伝子によって形成された体質が重なって発症するため、発症のメカニズムはいまだよくわかっていない。インスリンは血糖値を下げ、細胞に糖を取り込む働きがある。しかし、肥満や運動不足、食べ過ぎ（特に高脂血食）などの生活習慣によって、インスリンは慢性的に過分泌されるようになる。さらに、慢性的にインスリンが過分泌されている状態であるから、肝臓や筋肉などの組織に対してインスリンが効きにくくなってくる。この状態をインスリン抵抗性といい、組織にインスリンが十分に作用しなくなった状態を2型糖尿病と呼ぶ。

　一般的に「糖尿病」として語られることの多いタイプは後者の2型糖尿病であるが、小児に発症することが多いのは前者の1型糖尿病で、発症年齢は10歳から15歳がピークとなっている。しかし、中学生や高校生のなかにも2型糖尿病のタイプが増えてきており、小児糖尿病の5人に1人は2型糖尿病に分類されると報告されている。

　治療は食事療法と運動療法を併用して行うが、病気に対する自覚（病識）が乏しいと、治療を中断しがちになる。患児に対しては、病気についての理解を促し、治療目的を十分に納得させたうえで、自発的に生活習慣の改善に取り組むよう働きかける必要がある。

　最近、若者に多くみられるのが、急性糖尿病を発症するペットボトル症候群である。ペットボトル症候群とは炭酸飲料水や清涼飲料水の多飲により吸収の早い糖類が高血糖状態を招くことをいう。そして血糖値が上昇すると喉が渇くため、さらに清涼飲料水を飲む、といったことを繰り返しているうちに急性糖尿病が発症する。

4）アレルギー疾患

　アレルギーとは、本来外部からの侵入物を排除するために存在する「免疫反応（抗原抗体反応）」が特定の物質（抗原・アレルゲン）に対して過剰に起こることを言い、アレルギーが原因となって起こる病気がアレルギー（性）疾患である。

　子供に多くみられるアレルギーには、①気管支喘息、②アレルギー性結膜炎、③アレルギー性鼻炎、④アトピー性皮膚炎などがあり、屋外、屋内の環境の変化も見られ、患

児の数は年々増加している。また、近年は⑤食物アレルギーをもつ子供が誤ってアレルゲンとなる食物を摂取し、⑥アナフィラキシーショックを起こし、重篤な状態に陥るケースが増えている。学校においては、担任をはじめ全教職員がアレルギーをもつ子供の健康情報を共有し、主治医による「学校生活管理指導表（アレルギー疾患用）」（表4-2）に従うとともに、アレルギー症状が現れたときの対応方法についても周知しておく必要がある。またその食物アレルギー症状の初発が学校現場であること、運動により強い症状が発現するケースがあること等に留意する必要がある。

(1) 気管支喘息

　気管支喘息は、気道の慢性的な炎症により、発作性にせきや喘鳴（ゼーゼー、ヒューヒュー）を伴う呼吸困難を繰り返す疾患である。

　ダニ、ホコリ、動物のフケや毛などのアレルゲンに対するアレルギー反応が気道で慢性的に起きることが原因である。慢性的な炎症により気道が過敏になっているため、さらなるアレルゲンへの曝露のほか、風邪やインフルエンザなどの呼吸器感染症や運動、受動喫煙、時に精神的な情動などでも発作が起きやすくなっている。

　症状は軽いせきから喘鳴（ゼーゼー、ヒューヒュー）そして、呼吸困難（陥没呼吸、肩呼吸など）と多彩で、重症な発作の場合は死に至ることもある。

　適切な治療を行うことで、多くの児童生徒は、他の児童生徒と同じような学校生活を送ることができるようになる。

　運動誘発喘息は、運動前に予防薬を吸入することで予防できる場合があるが、このような治療薬を用いるときは、事前に薬の管理方法等保護者や主治医と連携する必要がある。

(2) アレルギー性結膜炎

　アレルギー性結膜炎は、アレルゲンに対するアレルギー反応によって起きる、目のかゆみ、異物感、なみだ目、目やになどの症状を特徴とする疾患である。

　通年性アレルギー性結膜炎の場合は、ハウスダスト、ダニのほか、動物（猫や犬など）のフケや毛なども原因となる。一方、季節性アレルギー性結膜炎の原因は主としてスギ、カモガヤ、ブタクサなどの花粉である。その他、春季カタルの主な原因はハウスダストであるが、花粉など多様なアレルゲンが関与している。アトピー性結膜炎では、目の周囲をこすることなどが悪化につながる。

　主な症状は、目のかゆみ、異物感、充血、なみだ目、目やになどで、春季カタルなど重症例で角膜障害を伴うと、眼痛、視力低下を伴う。

予防・治療は、スギやハウスダストなどアレルギー反応の原因となるアレルゲンの除去や回避が原則となる。

⑶　アレルギー性鼻炎

アレルギー性鼻炎には、通年性アレルギー性鼻炎と季節性アレルギー性鼻炎がある。

通年性アレルギー性鼻炎は、一年中発作性反復性のくしゃみ、鼻水、鼻づまりがみられる。原因のアレルゲンとしてはハウスダスト、ダニなどがある。

季節性アレルギー性鼻炎（花粉症）は、花粉のように病因となるアレルゲンが飛散する時期にのみ症状が現れるものをいい、一般的には花粉症と呼ばれる。代表的なアレルゲンはスギ、カモガヤ、ブタクサなどである。ハウスダスト、カビ、花粉などのアレルゲンにより、くしゃみ、鼻水、鼻づまりなどが起こる。放置すると、鼻のかゆみが気になって授業に集中できない、鼻づまりがひどくなって眠れないなど、日常生活に支障をきたすため、耳鼻科を受診する。また、花粉がアレルゲンとなっている場合は、花粉飛散時の屋外活動は、症状を悪化させることもあるため、配慮が必要である。

⑷　アトピー性皮膚炎

アトピー性皮膚炎は、かゆみのある湿疹が顔や関節などに多く現れ、長く続く病気である。

原因は、生まれながらの体質に、様々な環境条件が重なってアトピー性皮膚炎を発症する。アトピー性皮膚炎の人の皮膚は、刺激に対し過敏で、乾燥しやすいのが特徴である。ダニやカビ、動物の毛や食物だけでなく、汗、プールの塩素、シャンプーや洗剤、生活のリズムの乱れや心理的ストレスなども皮膚炎を悪くする原因になる。

症状は、皮膚炎は、顔、首、肘の内側、膝の裏側などによく現れ、ひどくなると全身に広がる。軽症では、皮膚ががさがさ乾燥していることが多く、悪化するとジュクジュクしたり、硬く厚くなったりする。かゆみを生じるとともに、良くなったり悪くなったりすることを繰り返すが、適切な治療によって症状のコントロールは可能で、他の児童生徒と同じような学校生活を送ることができる。

アトピー性皮膚炎に対する治療には以下の３つの柱がある。

①　原因・悪化因子を除くこと；室内の清掃・換気など

②　スキンケア；皮膚の清潔と保湿、運動後のシャワーなど

③　薬物療法；患部への外用薬（軟膏）の塗布、かゆみに対する内服薬の服用など

アトピー性皮膚炎を発症している患児は、外観から一目でわかることが多いため、いじめの対象となりやすく、心のケアなどの教育的な配慮も必要となる。

(5)　食物アレルギー

　食物アレルギーとは、一般的には特定の食物を摂取することによって、皮膚・呼吸器・消化器あるいは全身性に生じるアレルギー反応のことである。2002（平成14）年より厚生労働省は、アレルギーを引き起こす食物として7品目（卵、乳、小麦、エビ、カニ、蕎麦、落花生）を含有している場合は義務表示としている。

　原因は、原因食物を多岐にわたり摂取することによる。学童期では鶏卵、乳製品だけで全体の約半数を占めるが、実際に学校給食で起きた食物アレルギー発症事例の原因食物は甲殻類（エビ、カニ）や果物類（特にキウイフルーツ）が多くなっている。

　症状は、多岐にわたり、じんましんのような軽い症状からアナフィラキシーショックのような命にかかわる重い症状までさまざまである。注意しなければならないのは、食物アレルギーの約10％がアナフィラキシーショックにまで進んでいることである。

　治療（予防）には、「原因となる食物を摂取しないこと」が唯一の方法である。

　そして、万一症状が出現した場合には、速やかに適切な対処を行うことである。じんましんなどの軽い症状に対しては抗ヒスタミン薬の内服や経過観察により回復することもあるが、ゼーゼー・呼吸困難・嘔吐・ショックなどの中等症から重症の症状には、アナフィラキシーに準じた対処が必要である（アナフィラキシーを参照）。

表4-3　食物アレルギーの発症及び重症化防止の対策[11]

①　児童生徒の食物アレルギーに関する正確な情報の把握
②　教職員全員の食物アレルギーに関する基礎知識の充実
③　食物アレルギー発症時にとる対応の事前確認（必要に応じて訓練の実施）
④　学校給食提供環境の整備（人員及び施設整備）
⑤　新規発症の原因となりやすい食物（ピーナッツ、種実、木の実類やキウイフルーツなど）を給食で提供する際の共有及び発症に備えた体制整備

〔出典：文部科学省初等中等教育局健康教育・食育課（2020）学校のアレルギー疾患に対する取り組みガイドライン 令和元年度改訂、（公財）日本学校保健会、p40〕

⑹　アナフィラキシーショック

　アレルギー反応により、じんましんなどの皮膚症状、腹痛や嘔吐などの消化器症状、ゼーゼー、呼吸困難などの呼吸器症状が、複数同時にかつ急激に出現した状態がアナフィラキシーである。その中でも、血圧が低下して意識の低下や脱力を来すような場合を、特にアナフィラキシーショックと呼び、直ちに対応しないと生命にかかわる重篤な状態である。

　また、アナフィラキシーには、アレルギー反応によらず運動や物理的な刺激などによって起こる場合があることも知られている。

　児童生徒に起きるアナフィラキシーの原因のほとんどは食物であるが、それ以外に昆虫刺傷、医薬品、ラテックス（天然ゴム）などが問題となる。中にはまれに運動だけでも起きることがある。

　症状は、皮膚が赤くなったり、息苦しくなったり、激しい嘔吐などの症状が複数同時にかつ急激にみられるが、もっとも注意すべき症状は、血圧が下がり意識の低下がみられるなどのアナフィラキシーショックの状態である。迅速に対応しないと命にかかわることがある。

　具体的な治療は重症度によって異なるが、意識の障害などがみられる重症の場合には、まず適切な場所に足を頭より高く上げた体位で寝かせ、嘔吐に備え、顔を横向きにする。そして、意識状態や呼吸、心拍の状態、皮膚色の状態を確認しながら必要に応じ一次救命措置を行い、ただちに医療機関への搬送をする。アナフィラキシー症状は急激に進行することが多く、最低1時間、理想的には4時間は経過を追う必要があり、経過を追う時は片時も目を離さず、症状の進展がなく改善している状態を確認する。

　アドレナリン自己注射薬である「エピペン®」（商品名）を携行している場合には、できるだけ早期に注射することが効果的である。この場合、学校での保管方法や、万が一、患児自らが注射できない状況となった場合の対応などについて、十分な打ち合わせをし、子供の命を救うタイミングを逸することのないようにしなければならない。アナフィラキシーの初発が学校現場であることに留意し、緊急時の対応についての全職種による研修を行っておくことが望ましい。

　アナフィラキシーに関しては第6章も参照のこと。

5）子供の生活習慣病

　「生活習慣病」と呼ばれる高血圧症、糖尿病、高脂血症などが、大人だけでなく子供にも増加している。このため、生活習慣に問題のある疾患の対策は、早期発見、早期治療ばかりでなく、子供時代からの健康的な生活習慣を確立することが重要であるとし、厚生労働省は「小児生活習慣病」として、子供の頃からのライフスタイルの改善に力を入れている[14]。

　また、小児生活習慣病には、糖尿病や消化性潰瘍のように小児期にすでに発症しているもの、動脈硬化がすでに進行しつつあるもの、肥満や高脂血症、高血圧などの生活習慣病の予備軍がみられるものの3つのタイプがある。このうち予備軍は小学生から高校生の10人に4人の割合でみられるとの報告もある。原因は、動物性脂肪の摂りすぎや不規則な食事、運動不足、家庭や学校でのストレスなどが考えられている。このように、高血圧、糖尿病、高脂血症などの「生活習慣病」は、小児期からその進行が認められている。厚生労働省は小児期の生活習慣病を表4-4のように分類した。これは明確な問題点を指摘するために3つに分類したものである。

　文部科学省の調査では、1970（昭和45）年～1999（平成11）年の約30年間で肥満児の数が2～3倍、思春期世代では約1割が肥満状態にあるとわかっている[1]。

　現代では小児肥満が増加し、糖尿病や高血圧、動脈硬化などの生活習慣病になる子供たちが増加している。今はまだ発病していなくても、今のままの生活習慣を継続していると20代、30代で発病する可能性が高まり、重症化や若年死する危険がある。このため、生活習慣病を発症させる最も高い危険因子として「肥満」があげられる。小児肥満の子供の70％は成人肥満に移行すると考えられている（肥満のトラッキング現象）[15]。子供であっても腹腔内に脂肪が蓄積する「内臓脂肪型肥満」となり、高血圧や糖尿病、脂質

表4-4　小児期の生活習慣病の分類

第1群	生活習慣病がすでに小児期に顕在化している	成人病型糖尿病・虚血性心疾患・消化性潰瘍
第2群	潜在している生活習慣病	動脈硬化の初期病変が10代の小児の98％にみられる
第3群	生活習慣病の危険因子が既に小児期にみられる	生活習慣病予備軍：小児肥満・小児高脂血症・小児高血圧

〔資料：厚生労働省心身障害研究報告書「小児期からの慢性疾患予防対策に関する研究」1989〕

表4-5　厚生労働省による小児期メタボリックシンドロームの診断基準（6〜15歳）

次の（1）を満たした上で、（2）〜（4）を2つ以上含む場合、小児メタボリックシンドロームと診断される。	
1	ウエスト周囲径 中学生80cm以上／小学生75cm以上、 もしくは　ウエスト周囲径（cm）÷身長（cm）＝0.5以上
2	中性脂肪：120mg/dl以上 かつ／または HDLコレステロール：40mg/dl未満
3	収縮期血圧（上）：125mmHg以上 かつ／または 拡張期血圧（下）：70mmHg以上
4	空腹時血糖：100mg/dl以上

※採血が食後2時間以降である場合は中性脂肪160mg/dl以上、血糖110mg/dl以上を基準としてスクリーニングを行う（この食後基準値を超えている場合には空腹時採血により確定する。）

代謝異常、脂肪肝などの発生頻度を高めていることから、厚生労働省の研究班は、6歳から15歳までを対象とした「小児メタボリックシンドロームの診断基準」（表4-5）を作成し[16]、早期発見、早期対応を呼びかけている。

　小児メタボリックシンドロームからくる生活習慣病を防ぐには望ましい生活習慣の確立が重要である[17]。

≪子供の生活習慣病危険度チェック≫

1	甘い飲料をよく飲む
2	夕食や就寝時間が遅く、朝食を欠食する
3	カップ麺やファストフード、スナック菓子をよく食べる
4	脂っこいものが好き
5	あまり運動をしない
6	受験などの強いストレスがある
7	両親のどちらか、または両方が太っている
8	よく噛まず、早食いである

チェックに当てはまる人（子供）は、生活習慣病のリスクがある。

　生活習慣は両親から引き継がれることが多く、子供が肥満の場合、親も同じように太っていることが多いといわれている。また、肥満だけでなく痩せすぎも身長の伸び悩みやホルモンバランスの乱れなど成長へ悪影響を及ぼすリスクがあり、注意が必要である[18]。
　子供の頃に備わった食べ物の好みや生活習慣は、そう簡単に変えられるものではない

表4-6　親子で生活習慣を見直してみましょう

① 食事
　　1日3食規則正しく食べることが大切です。そして、食物繊維が豊富で噛み応えのあるごぼうなどの根菜類、小魚、豆など和食を中心とした食事を心掛けましょう。
② 運動
　　エスカレーターをやめて階段を利用する／30分早起きして親子でラジオ体操や散歩、縄跳びをする／キャッチボールをするなど、親子で運動をするための時間をつくりましょう。親子のコミュニケーションは、ストレス解消などにも効果的です。
③ テレビの視聴時間・テレビゲームの時間
　　テレビを見ている時間が長い人は、肥満の人が多いことがわかっています。運動不足になりやすいことや、テレビの視聴時間が長いほど、CMに出てくる菓子を食べる傾向にあるなどの調査もあります。視聴時間は1～2時間程度とし、長時間見ないようにしましょう。
④ 睡眠
　　睡眠時間が短くなると、夜間の脂肪の分解が抑えられます。また、睡眠不足が続くと、日中やる気がでない、運動する気になれない、などの抑うつ的な状態になることもわかっています。
　　早寝早起きを心掛けましょう。
⑤ 口腔
　　よく噛んで食べることで脳の活性化や唾液分泌の促進、満腹中枢を刺激し肥満を予防するなど、さまざまな効果があります。
　　子どもの頃からよく噛み口周りの筋肉やあごの骨を強くする／虫歯や歯周炎を予防し、左右でバランスよく噛めるよう定期的に歯科にチェックしてもらうなどで、口の健康を保ちましょう。

〔出典：（一財）日本予防医学協会「健康づくりかわら版－生活習慣を親子で見直そう！」2018.2（一部抜粋）
https://www.jpm1960.org/kawara/kawaraban/post-21-1.html（2021.1.13アクセス）〕

ので[19]、本人、学校、そして家庭が連携して取り組むことが必要である。学齢期の間に望ましい生活習慣を確立し、生涯にわたって健康を維持できることは、本人のみならず、国民の健康寿命増進につながる。

6）学校保健安全法の改正

　学校保健安全法の改正により、2016（平成28）年度から運動器疾患を早期発見するための運動器検診が学校検診の必須項目に付け加えられている。運動器検診は身体を支えて動かすのに必要な骨、関節、靭帯、腱などの運動器について、その形態や発育、運動機能を調べる健診である。近年では成長曲線を利用し指導に活用することが進められている[21]。

　また、法律に基づいて行われる結核対策等[22]、重要な健診事業が行われている。

引用参考文献

1） 文部科学省「令和元年度学校保健統計調査報告書」2020.3

2） 小林章雄「現代社会の子どもの不健康、社会格差、学校保健課題」、『学術の動向』15(4)、2010、pp75-81

3） 阿部彩「子どもの健康格差を考える」、『月刊保団連』、1080、2010、pp11-66

4） 厚生労働省「むし歯の特徴・原因・進行」

5） Aida J, Matsuyama Y, Tabuchi T et al.: Trajectory of social inequalities in the treatment of dental caries among preschool children in japan. Community Dent Oral Epidemiol、2017（in press)

6） 吉野健一「学童期の近視治療について」『治療増刊号』87、2005、pp1388-1392. 南山堂

7） 内閣府『平成28年度青少年のインターネット利用環境実態調査　調査結果（速報)』2017.7

8） 文部科学省・スポーツ青少年局学校健康教育課監修『児童生徒の健康診断マニュアル平成27年度改訂版』2015

9） 住友直方「学校での心臓検診・腎臓検診－心臓検診」日本学校保健会
https://www.gakkohoken.jp/special/archives/196　2021.1.3

10） 国立循環器病研究センター「知っておきたい循環器病あれこれ」、「公益財団法人　循環器病研究振興財団」
http://www.ncvc.go.jp/cvdinfo/pamphlet/child/pamph73.html、2021.1.3　連絡

11） 独立行政法人日本スポーツ振興センター『学校における突然死予防必携』2011

12） 川村智行「小児糖尿病とは。病態とその原因」Medical Note
https://medicalnote.jp/contents/160201-051-R、2021.1.4

13） 文部科学省・スポーツ青少年局学校健康教育課監修『学校のアレルギー疾患に対する取り組みガイドライン』2008、日本学校保健会
https://www.gakkohoken.jp/book/ebook/ebook_01/01.pdf、2021.1.4

14） 厚生労働省心身障害研究報告書「小児期からの慢性疾患予防対策に関する研究」1989

15） 日本肥満学会編『小児の肥満症マニュアル』ライフサイエンス出版、2017

16） 厚生労働省研究班「小児のメタボリックシンドロームの診断基準（6歳～15歳)」2010.3

17） 大國真彦他、「子ども達がテレビ等視聴、ファミコン等で遊んでいる実態と肥満との関係調査成績」『日本小児科学会雑誌』99(9)、1995、pp1700-1703

18） 一般財団法人日本予防医学協会「健康づくりかわら版－生活習慣を親子で見直そう！」2018.2
https://www.jpm1960.org/kawara/kawaraban/post-21-1.html

19）小児肥満対策推進委員会『子どもの食生活実態に関するアンケート調査結果』2013

20）朝山幸太郎他「小児肥満判定基準−小児適正体格検討委員会よりの提言」『肥満研究』 8（2）、2002、pp96-102

21）日本学校保健会、「成長曲線活用の実際成長曲線に基づく児童生徒等の健康管理の手引き」2019

22）文部科学省「学校における結核対策マニュアル」2012

第5章　感染症とその予防

学習の目標

1．学校における感染症対策の基本を学び、また、新興感染症や結核などの再興感染症がみられることを理解する。

2．学校における感染症対策は、学校保健安全法、学校保健安全法施行令、学校保健安全法施行規則等に規定されており、法的根拠・位置づけを理解する。

3．新型コロナウイルス感染症に対応した持続的な学校運営のためのガイドラインについて理解する。

4．学校感染症と予防接種法について理解する。

1）学校における感染症対策

　学校における感染症対策は、感染拡大リスクを可能な限り低減した上で、地域全体での流行する感染症に対して予防に努めることが重要である。

　学校は、成長発達段階にある児童生徒等が集団生活を営む場である。児童生徒等は、成人に比べて身体の抵抗力が未発達で、とりわけ慢性疾患や継続した障害をもつ児童生徒等、抵抗力が弱い集団では感染症が拡大しやすくなる。学校で感染が流行すれば、健康や教育活動に影響を及ぼすことになる。こうした中で持続的に教育を受ける権利を保障していくために、予防すべき感染症対策への取り組みが必要である。地域における感染症対策として「感染症の予防及び感染症の患者に対する医療に関する法律」（感染症法）に規定されているが、これに基づき、学校運営の指針として学校保健安全法施行規則第18条で学校において予防すべき感染症（以下、学校感染症）が定められている。

　保育所、幼稚園、小学校、中学校、高等学校等では、空気感染（麻疹、結核、コロナなど）、飛沫感染（インフルエンザ、コロナなど）、接触感染（麻疹、ノロウイルス感染症、コロナなど）、経口感染（食中毒）などに罹患する機会が多くあるため、集団生活のなかでの予防対策が重要となる。または、感染症が発生したときの二次感染を迅速、かつ最小限に止める対策を学校全体で取り組みを講じる必要がある。

　感染対策予防策として、手洗いの励行、咳エチケット（咳やくしゃみをする場合は、ハンカチや衣服（上着の内側か袖）で口を覆う）、吐物・下痢の処理への対策、アルコー

ル消毒、掃除、プールの管理、予防接種（就学時の健康診断・母子手帳での確認）等、日頃からの保健教育や学校衛生管理は重要である。

　なお、現在、新型コロナウイルスは指定感染症に指定されており、学校保健安全法（昭和33年法律第56号）に定める第1種感染症とみなされる（学校保健安全法施行規則　昭和33年文部省令18号　第18条第2項）。このため、当該感染症にかかった場合は、治癒するまで出席停止となる。新型コロナウイルスの治療薬として実用化するため、その治療効果や安全性を検証するための治験や臨床研究が進んでおり、一部には承認されたものもある。

　1990年代に入って"Emerging/re-emerging infectious disease（新興・再興感染症）"という概念が米国で提唱された。世界保健機関(WHO)の定義によると、新興感染症は「かつて知られていなかった、新しく認識された感染症で、局地的あるいは国際的に、公衆衛生上問題となる感染症」とされている。例としては、SARS（重症急性呼吸器症候群）、鳥インフルエンザ、ウエストナイル熱、エボラ出血熱、クリプトスポリジウム症、クリミア・コンゴ出血熱、後天性免疫不全症候群（HIV)、重症熱性血小板減少症候群（SFTS）、腸管出血性大腸菌感染症、ニパウイルス感染症、日本紅斑熱、バンコマイシン耐性黄色ブドウ球菌（VRSA）感染症、マールブルグ病、ラッサ熱等がある。

　また、類似する概念に再興感染症がある。WHOの定義によると、再興感染症は「かつて存在した感染症で公衆衛生上ほとんど問題とならないようになっていたが、近年再び増加してきたもの、あるいは将来的に再び問題となる可能性がある感染症」とされている。この定義は1990（平成2）年に初めて発表されたが、マラリア、結核、百日咳、サルモネラ感染症、狂犬病等がある。

　学校感染症には、第1種から第3種まであり、第1種は、感染症予防法第6条に規定する1類並びに2類感染症の種類が示されている（表5-1）。

　学校における感染症予防については学校保健安全法、学校保健安全法施行令、学校保健安全法施行規則に以下のように定められている。

(1)　学校保健安全法

（出席停止）

第19条　校長は、感染症にかかつており、かかつている疑いがあり、又はかかるおそれのある児童生徒等があるときは、政令で定めるところにより、出席を停止させることができる。

（臨時休業）

第20条　学校の設置者は、感染症の予防上必要があるときは、臨時に、学校の全部又は一部の休

表5-1　文部科学省による出席停止になる学校感染症の種類と出席停止期間

分類	病　　　名		出席停止の基準
第1種	エボラ出血熱、クリミア・コンゴ出血熱、痘そう、南米出血熱、ペスト、マールブルグ病、ラッサ熱、急性灰白髄炎、ジフテリア、重症急性呼吸器症候群（病原体がコロナウイルス属SARSコロナウイルスであるものに限る。）及び鳥インフルエンザ		治癒するまで
第2種	インフルエンザ（鳥インフルエンザ（H5N1）を除く。）		症状により学校医その他の医師が感染の恐れがないと認めるまで発症後5日、かつ、解熱後2日（幼児3日）が経過するまで
第2種	百日咳		特有な咳が消失するまで、5日間の適正な抗菌剤による治療が終了するまで
第2種	麻しん（はしか）		発疹が消失するまで
第2種	流行性耳下腺炎（おたふくかぜ）		耳下腺、顎下腺または舌下腺の腫脹が発現した後5日間を経過し、かつ、全身状態が良好となるまで
第2種	風しん		発疹が消失するまで
第2種	水痘（みずぼうそう）		すべての発疹が痂皮化するまで
第2種	咽頭結膜熱		主要症状が消失した後2日を経過するまで
第2種	結核		症状により学校医その他の医師が感染の恐れがないと認めるまで
第2種	髄膜炎菌性髄膜炎		
第3種	コレラ、細菌性赤痢、腸管出血性大腸菌感染症、腸チフス、パラチフス、流行性角結膜炎、急性出血性結膜炎		症状により学校医その他の医師が感染の恐れがないと認めるまで
第3種	その他の感染症	溶連菌感染症	適正な抗菌剤治療開始後24時間を経て全身状態が良ければ登校可能
第3種	その他の感染症	ウイルス性肝炎	A型・E型：肝機能正常化後登校B型・C型：出席停止不要
第3種	その他の感染症	手足口病ヘルパンギーナ	発熱や喉頭・口腔の水疱・潰瘍を伴う急性期は出席停止、治癒期は全身状態が改善すれば登校可
第3種	その他の感染症	伝染性紅斑	発疹（リンゴ病）のみで全身状態が良ければ登校可能
第3種	その他の感染症	マイコプラズマ感染症	急性期は出席停止、全身状態が良ければ登校可能
第3種	その他の感染症	感染性胃腸炎（流行性嘔吐下痢症）	下痢・嘔吐症状が軽快し、全身状態が改善されれば登校可能
第3種	その他の感染症	アタマジラミ	出席可能（タオル、櫛、ブラシの共有は避ける）
第3種	その他の感染症	伝染性軟属腫（水いぼ）	出席可能（多発発疹はプールでのビート板の共有は避ける）
第3種	その他の感染症	伝染性膿痂疹（とびひ）	出席可能（プール、入浴は避ける）

〔学校保健安全法施行規則第18・19条〕

72

業を行うことができる。

（文部科学省令への委任）

第21条　前2条（第19条の規定に基づく政令を含む。）及び感染症の予防及び感染症の患者に対する医療に関する法律（平成十年法律第百十四号）その他感染症の予防に関して規定する法律（これらの法律に基づく命令を含む。）に定めるもののほか、学校における感染症の予防に関し必要な事項は、文部科学省令で定める。

(2) 学校保健安全法施行令

（出席停止の指示）

第6条　校長は、法第19条の規定により出席を停止させようとするときは、その理由及び期間を明らかにして、幼児、児童又は生徒（高等学校（中等教育学校の後期課程及び特別支援学校の高等部を含む。以下同じ。）の生徒を除く。）にあつては、その保護者に、高等学校の生徒又は学生にあつては、当該生徒又は学生にこれを指示しなければならない。

　　出席停止の期間は、感染症の種類等に応じて、文部科学省令で定める基準による。

（出席停止の報告）

第7条　校長は、前条第1項の規定による指示をしたときは、文部科学省令で定めるところにより、その旨を学校の設置者に報告しなければならない。学校保健安全法施行規則に規定されている仕組み、感染症対策の基本を理解する。

2) 学校において予防する感染症の種類について

　学校感染症は、学校保健安全法施行規則第18条で、表5-1に示す3種類に分類されている。

　第1種は、感染症法の1類及び結核を除く2類に分類される感染症のうち12種（痘そうは、天然痘ワクチンの接種の普及により発生数は減少し、WHOは1980（昭和55）年5月に天然痘の世界根絶宣言をし、撲滅されているため学校感染症には入れていない）。

　第2種は、空気感染または飛沫感染するもので、学齢期に罹患する機会の多い感染症が中心となっている。9疾患中8疾患については予防接種が実用化されている（咽頭結膜炎は予防接種なく、髄膜炎菌性髄膜炎は2015（平成27）年5月より任意接種ワクチンとなった）。そのうち結核、百日咳、麻疹、風疹、流行性耳下腺炎、水痘、急性灰白髄膜炎（ポリオ）、日本脳炎については、予防接種を受けていれば小学校入学までに基礎免疫を獲得できるはずであるが、我が国では麻疹、ポリオ、日本脳炎を除き、まだ流行が残っている。特に麻疹は、2007・2008（平成19・20）年に10～20代中心に大きな流

行がみられたが2008（平成20）年より5年間、中学1年相当、高校3年相当の年代に2回目の麻疹ワクチン接種を受ける機会を設けることで、2009（平成21）年以降10〜20代の患者数が激減した。

　第3種は、学校において感染の拡大の可能性がある感染症を規定している。出席停止期間の基準は、病状により学校医、医師によって、感染の恐れがないと認められるまで出席停止の措置が必要である。「その他の感染症」は、感染拡大を防ぐために必要であれば、校長が学校医の意見を聞き、第3種の感染症として緊急的に措置をとることができる。急性期の出席停止の指示は感染症の種類や各地域、学校における発生状況の態様等を考慮の上で判断する必要があり、あらかじめ特定の疾患を定めてあるものではない。治癒期は全身状態が改善すれば登校可である。

3）出席停止及び出席停止期間

　学校保健安全法第19条

　　　校長は、感染症にかかっており、かかっている疑いがあり、又はかかるおそれのある児童生

　　徒等があるときは、政令で定められているところにより、出席を停止させることができる

と定められている。この目的は、感染拡大防止にある。

　出席停止の指示は、学校保健安全法施行令第6条

　　　校長は、法第19条の規定により出席を停止させようとするときは、その理由及び期間を明ら

　　かにして、幼児、児童又は生徒（高等学校（中等教育学校の後期課程及び特別支援学校の高等

　　部 を含む。以下同じ。）の生徒を除く。）にあっては、その保護者に、高等学校の生徒又は学

　　生にあっては、当該生徒又は学生にこれを指示しなければならない

と定められている。校長は、この規定に従って学校医の診断を求めることが施行規則第21条に定められている。

　出席停止の期間は、感染症の種類等に応じて、文部科学省令で定める基準による。

　学校保健安全法施行令第6条で第2項の出席停止の期間（表5-1）は、同施行規則第18条の感染症の種類に従い、同施行規則第19条に定められている。

　第3種の感染症にかかった者についても、例えば、咽頭結膜炎（プール熱）など基本的には治癒するまでであるが、学校医その他の医師において予防措置（手洗い、プール前後のシャワーの励行）をしたとき、または症状により感染のおそれがないと認めたときはこの限りではない。飛沫感染、接触感染として、タオルを共用しないなどの一般的な予防法が大切である。ワクチンはない。夏期に多く、幼児から学童に好発する為、主

要症状が消退した後２日を経過するまで出席停止とする。

４）臨時休業

学校保健安全法第20条

（臨時休業）

　　学校の設置者は、感染症の予防上必要があるときは、臨時の学校の全部又は一部の休業を行うことができる

と定められている。対応を迅速にするために、多くの教育委員会は学校管理規則等をもって学校長に委任していることが多い。

　臨時休業は、一般的には、欠席率が通常時の欠席率より急激に増加し、罹患者が急激に多くなったときにその状況と地域におけるその感染症の流行状況等を考慮し、決定される必要がある。感染拡大を考慮し、規模により学級（学年）閉鎖と学校閉鎖が選択される。

　学校閉鎖、学級（学年）閉鎖は、出席停止措置と同様に、学校医その他の医師の判断、指導助言を得て行われることになる。学校の設置者により意見を求められた場合、学校長は、学校医の意見のもとに回答をする必要がある。その場合、学校医はその学校感染症の特性、地域性を十分に考慮し、地域の保健所や医師会の情報等も参考にして学校長に指導助言を行う。

　臨時休業が有効な感染症は、潜伏期が１〜２日と極めて短く、飛沫感染により伝播するインフルエンザや、経口・接触・飛沫感染により伝播するノロウイルスなどの感染性胃腸炎の場合である。潜伏期間が長い感染症の場合は、流行が発覚した時に学級閉鎖をしてもすでに感染がまん延している可能性が高く、あまり意味が無い場合がある。

　例えば、インフルエンザは、感染力が強いため、罹患した場合は「出席停止」となる。

　発症した後５日を経過し、かつ、解熱した後２日を経過するまで（ただし、保育所や幼稚園に通う幼児は「解熱した後３日を経過するまで」）出席停止と定められている。この場合、４〜５日間の臨時休業が多く見られるが６〜７日間が大変有効な場合が多くみられる。学校側（学校長、保健主事、担任、養護教諭等）は、児童生徒等の経過観察を十分に実施し、必要があれば設置者が休業を延長することも考慮する必要がある。

5）学校での感染症への対応方針

　感染対策の基本として、感染成立の3要因への対策とは、病原体を「持ち込まない」「持ち出さない」「拡げない」が基本となる。感染症は、①病原体（感染源）②感染経路③感受性のある人（感染を受ける可能性のある人（宿主））の3つの要因がそろうことで感染する。このような要素を断ち切ることで感染予防の徹底が図られることとなる。集団生活において児童生徒等、障害や抵抗力（免疫）の弱い児童生徒等への対応も含め、日頃より、健康の保持・増進、免疫力をつける、予防接種や手洗いなど一人一人の対応が必要である。

　健康管理、感染予防のための環境整備も求められる。日頃の感染に対しての知識、発生時の対応策など研修し、教職員の間で共有しておく必要がある（感染対策マニュアル）。

　感染症予防の基本的な対応として次の標準予防策が大切となる。

　標準予防策（スタンダードプリコーション）とは、「誰もが何らかの感染症を持っている可能性がある」と考えて、「感染の可能性のあるもの」への接触を最小限にすることで、児童生徒等ならびに教職員双方の感染の危険を少なくする方法が必要となる。今日の新型コロナ感染症（COVID-19）のウイルスについても、感染症対策の再考が求められる。

　医療環境では、すべての患者との接触に対して標準予防策を取っている。学校現場でも、同様に感染経路が分からない状況、無症状の感染者も発症している現状から考えると日頃から手指衛生の励行、アルコール手指消毒など標準予防策を実施する必要がある。

　感染症が発生した場合、感染症の疑いのある場合に限らず、吐物、排泄物の処理時は必要に応じて手袋、ガウン、マスク（必要時ゴーグル）の取り扱いを標準予防策に則り、適切に実施する必要がある。アルコールが無効なノロウイルスや芽胞菌（クロストリジウム・ディフィシルなど）を含む排泄物に接触した疑いがある場合は、アルコールを主成分とする擦式手指消毒薬ではなく、石けんあるいは手指洗浄消毒薬と流水による手洗いとで病原性微生物を物理的に洗い落とす必要がある。必要時、個人防護具（PPE）の準備を図る。医療職員等が、病原体感染者の処置やケアをする際に、病原体に曝露されないようにするために使用される、使い捨てグローブ（手袋）、マスク、使い捨てガウン、使い捨てエプロン、ゴーグル、フェイスシールドなどの用具の準備、対応策など日頃の準備が必要である。

　学校保健安全法では、毎学年定期的に児童生徒等に健康診断が行われているなかで結核の有無など、直接に感染症にかかる項目も含まれている。学校での健康診断による結

核検診での発見は５％前後で報告は少ない現状にある。しかし、海外からの移住歴のある場合においては、BCG（結核のワクチン）未接種の小中学生は増加傾向にある。また、結核は、空気感染によって感染が拡大することから、近年においても小中学生で結核集団感染事例が報告されている。

　感染症対策は、チーム体制で取り組み、各種感染症に対する情報収集・知識の共有・対応など、学校の管理体制の構築や、医療機関等との連携を強化し感染症発生予防とまん延防止を図る必要がある。

６）感染症患者の感染症発生動向調査（サーベイランス）

　学校では、児童生徒等の出席状況を毎日調査している。ある病気の流行が予測されるような場合には、担任から欠席情報を得て、養護教諭は情報を共有し早期に対応していく。情報源としては、保護者からの診断名等の情報や地区医師会からの地域での流行の情報が役立つ。また、国立感染症研究所感染症情報センターや各県の感染症・疾病管理センターなどから提供される感染症情報も参考となる。日頃より、学校医と養護教諭との連携を図り、学校単位の感染症発生動向調査ができることにより、食中毒や集団感染に対する早期対応が容易となる。

７）新型コロナウイルス感染症に対応した持続的な学校運営のためのガイドライン

（文科省：令和２年６月５日）

　文部科学省では、持続的に児童生徒等の教育を受ける権利を保障していくため、学校における感染およびその拡大のリスクを可能な限り低減した上で、ガイドラインは、学校運営を継続していくための指針を示すものである。

　このガイドラインの対象は、幼稚園、幼保連携型認定こども園、小学校、中学校、義務教育学校、高等学校、中等教育学校、特別支援学校及び専修学校高等課程とする。

⑴　学校における感染症対策の考え方

　新型コロナウイルス感染症については、学校においても「感染予防」及び「発生した場合はその感染拡大を防ぐこと」が最も重要である。文部科学省のガイドラインによれば、児童の感染が判明した時、または、児童が濃厚接触者に特定された場合は、学校保健安全法第十九条の規定に則り、出席停止の措置が必要となる。また、児童ならびに同居の家族に発熱等の風邪の症状がみられる場合にも、同条に基づく出席停止の措置が必要となる。

拡大新規感染者数が限定的となった地域であっても、再度感染が拡大する可能性がある。このため、今後、長期的な対応に備え、標準的対応（平常時から予防対策）が求められる。

基本的な感染症対策として、手洗いや咳エチケット、換気といった対策に加え、感染拡大リスクが高い「3つの密」を徹底的に避けるために、身体的距離の確保（ソーシャルディスタンスあるいはフィジカルディスタンス）といった「新しい生活様式」に、学校を含めた社会全体が移行することが不可欠である。

学校における新型コロナウイルス感染症への対応を検討する上では、新型コロナウイルス感染症対策専門家会議の提言等を踏まえ、以下のような感染状況の段階に応じて行うことが適切である。

① 特措法第32条第1項に基づく新型インフルエンザ等緊急事態宣言（以下「緊急事態宣言」という。）の対象となっている都道府県に相当する感染状況である地域

② 感染の拡大に注意を要する地域や、感染経路が不明な感染者が一定程度存在していたことなどにより当面の間注意を要する地域

③ 感染が一定程度収束し、感染拡大が見られない地域

(2) 感染者等が発生した場合や児童生徒等の出席等に関する対応

衛生主管部局との連携

児童生徒等及び教職員の感染が判明した場合又は児童生徒等及び教職員が感染者の濃厚接触者に特定された場合には、衛生主管部局と連携し、適切に校内の消毒を行うとともに、感染者の行動履歴把握や濃厚接触者の特定等のための調査に協力する。

(3) 出席停止等の取扱い

① 出席停止の措置を取るべき場合

児童生徒等の感染が判明した場合又は児童生徒等が感染者の濃厚接触者に特定された場合には、学校保健安全法（昭和33年法律第56号）第19条の規定に基づく出席停止の措置を取る。これに加えて、新型コロナウイルス感染症への対応として、児童生徒等に発熱等の風邪の症状がみられるときにも、同条に基づく出席停止の措置を取る。感染がまん延している地域((1)の①や②の感染状況の段階である地域)においては、同居の家族に発熱等の風邪の症状がみられるときにも、出席停止の措置を取る。

② 上記のほかに「欠席」の扱いとしない場合

保護者から感染が不安で休ませたいと相談のあった児童生徒等については、新型コロナウイルス感染症については、現時点で未だ解明されていない点も多いなどの特性

に鑑み、例えば、感染経路の分からない患者が急激に増えている地域であるなどにより、感染の可能性が高まっていると保護者が考えるに合理的な理由があると校長が判断する場合には、指導要録上「出席停止・忌引等の日数」として記録し、欠席とはしないなどの柔軟な取扱いも可能である（幼稚園等については、備考欄等にその旨を記載）。また、医療的ケアが日常的に必要な児童生徒等や基礎疾患等のある児童生徒等については(4)を参照する。なお、海外から帰国した児童生徒等については、政府の水際対策の取組として一定期間自宅等での待機の要請の対象となっている者は、当該待機の期間を経ていることを確認した上で、健康状態に問題がなければ登校させて構わない。学校保健安全法第19条による出席停止の指示等を行った場合においては、当該児童生徒が授業を十分に受けることができないことによって、学習に著しい遅れが生じることのないよう、第5章 1）に記載してある必要な措置を講ずること等にも配慮する。

⑷　**医療的ケアを必要とする児童生徒等や基礎疾患等がある児童生徒等**

　医療的ケアを必要とする児童生徒等（以下「医療的ケア児」という。）や基礎疾患等がある児童生徒等については、主治医の見解を保護者に確認の上、登校の判断をする。登校すべきでないと判断した場合の出欠の扱いについては、「非常変災等児童生徒又は保護者の責任に帰すことができない事由で欠席した場合などで、校長が出席しなくてもよいと認めた日」として扱うことができる。また、指導要録上も「欠席日数」とはせずに、「出席停止・忌引等の日数」として記録を行う（幼稚園等については、備考欄等にその旨を記載）。併せて、医療的ケア児の登校に当たっては、事前に受入れ体制などを学校医等に相談する。このほか、特別支援学校等における障害のある児童生徒等については、指導の際に接触が避けられなかったり、多くの児童生徒等がスクールバス等で一斉に登校したりすることもあることから、こうした事情や、児童生徒等の障害の種類や程度等を踏まえ、適切に対応する。

⑸　**学校で感染者が発生した場合**

①　児童生徒等や教職員の感染が確認された場合、学校の設置者は、濃厚接触者が保健所により特定されるまでの間、学校の全部又は一部の休業を実施する。

②　児童生徒等の心身の状況の把握

　学校の全部を休業とする場合、学級担任等を中心として、電話等を通じ、臨時休業に伴い自宅で過ごす児童生徒等及びその保護者との連絡を密にし、休校期間中において必ず定期的に児童生徒等の心身の健康状態を把握する（概ね2週間に1回程度）。

図5-1　新型コロナウイルス感染症の国内発生動向

〔出典：文部科学省（2020）学校における新型コロナウイルス感染症に関する衛生管理マニュアル～「学校の新しい生活様式」～、p5（一部改変）https://www.mext.go.jp/content/20201203-mxt_kouhou01-000004520_01.pdf（2021.3.3アクセス）〕

　以上のことから持続的に児童生徒等の教育を受ける権利を保障していくため、学校における感染及びその拡大のリスクを可能な限り低減した上で、学校運営を継続していく必要がある。

　学校関係者に感染が確認された場合には、感染者や濃厚接触者である児童生徒等が差別・偏見・いじめ・誹謗中傷などの対象にならぬよう、十分な配慮・注意が必要である（新型コロナウイルス感染症に関する差別や偏見等の防止に向けた文部科学大臣メッセージ（令和2年8月25日））。

「新しい生活様式」の実践例

（1）一人ひとりの基本的感染対策

感染防止の3つの基本：①身体的距離の確保、②マスクの着用、③手洗い
- □人との間隔は、できるだけ2m（最低1m）空ける。
- □会話をする際は、可能な限り真正面を避ける。
- □外出時や屋内でも会話をするとき、人との間隔が十分とれない場合は、症状がなくてもマスクを
  着用する。ただし、夏場は、熱中症に十分注意する。
- □家に帰ったらまず手や顔を洗う。
  人混みの多い場所に行った後は、できるだけすぐに着替える、シャワーを浴びる。
- □手洗いは30秒程度かけて水と石けんで丁寧に洗う（手指消毒薬の使用も可）。

※　高齢者や持病のあるような重症化リスクの高い人と会う際には、体調管理をより厳重にする。

移動に関する感染対策
- □感染が流行している地域からの移動、感染が流行している地域への移動は控える。
- □発症したときのため、誰とどこで会ったかをメモにする。接触確認アプリの活用も。
- □地域の感染状況に注意する。

（2）日常生活を営む上での基本的生活様式

- □まめに手洗い・手指消毒　□咳エチケットの徹底
- □こまめに換気（エアコン併用で室温を28℃以下に）　□身体的距離の確保
- □「3密」の回避（密集、密接、密閉）
- □一人ひとりの健康状態に応じた運動や食事、禁煙等、適切な生活習慣の理解・実行
- □毎朝の体温測定、健康チェック。発熱又は風邪の症状がある場合はムリせず自宅で療養

密集回避　密接回避　密閉回避　換気　咳エチケット　手洗い

（3）日常生活の各場面別の生活様式

買い物
- □通販も利用
- □1人または少人数ですいた時間に
- □電子決済の利用
- □計画をたてて素早く済ます
- □サンプルなど展示品への接触は控えめに
- □レジに並ぶときは、前後にスペース

娯楽、スポーツ等
- □公園はすいた時間、場所を選ぶ
- □筋トレやヨガは、十分に人との間隔を
  もしくは自宅で動画を活用
- □ジョギングは少人数で
- □すれ違うときは距離をとるマナー
- □予約制を利用してゆったりと
- □狭い部屋での長居は無用
- □歌や応援は、十分な距離かオンライン

公共交通機関の利用
- □会話は控えめに
- □混んでいる時間帯は避けて
- □徒歩や自転車利用も併用する

食事
- □持ち帰りや出前、デリバリーも
- □屋外空間で気持ちよく
- □大皿は避けて、料理は個々に
- □対面ではなく横並びで座ろう
- □料理に集中、おしゃべりは控えめに
- □お酌、グラスやお猪口の回し飲みは避けて

イベント等への参加
- □接触確認アプリの活用を
- □発熱や風邪の症状がある場合は参加しない

（4）働き方の新しいスタイル

- □テレワークやローテーション勤務　□時差通勤でゆったりと　□オフィスはひろびろと
- □会議はオンライン　□対面での打合せは換気とマスク

※　業種ごとの感染拡大予防ガイドラインは、関係団体が別途作成

図5-2　「新しい生活様式」の実践例

〔出典：厚生労働省（2020）「新しい生活様式」の実践例 https://www.mhlw.go.jp/stf/
seisakunitsuite/bunya/0000121431_newlifestyle.html （2020.12.15アクセス）〕

8）主な学校感染症対策

⑴　第1種の疾患

　感染症法の第1類感染症と結核を除く第2類感染症を規定している。出席停止期間、基準は「治癒するまで」である。痘そう（天然痘）は地球上から根絶された。

　この感染症の場合、感染症法で入院治療の判断がなされる為、学校保健安全法第18条による保健所との連絡、連携が重要である。ポリオ、ジフテリア、重症急性呼吸器症候群（SARS）、鳥インフルエンザが挙げられる。これら感染症と診断された場合には、感染症法が優先し、入院治療を受けることが原則となる。保健所と連携をとり、地域における感染対策、出席停止期間を判断することが重要である。

⑵　指定感染症

【新型コロナウイルス感染症（COVID-19）】

　2019（令和元）年12月に中国武漢市において確認されて以降、世界に広がりパンデミックを起こしている。わが国でも2020（令和2）年4月7日に緊急事態宣言が発令された。国内では、2020年12月28日現在、本感染症の患者は223,120例うち死亡者3,306例と報告されている。最新情報は厚労省のURLを参照する。

　COVID-19のウイルス（SARSコロナウイルス2）の病原体は、潜伏期間は1〜14日で、飛沫感染、接触感染。ウイルスはエアロゾル化する可能性が示唆されている。また、便中からも長期にわたって確認されているが、その感染性は不明である。予防法は、飛沫感染、接触感染として、手洗いなどの一般的な予防法を励行する。

⑶　第2種の疾患

　空気感染または飛沫感染するもので、児童生徒等の罹患が多く、学校において流行を広げる可能性が高い感染症を規定している。出席停止期間の基準は感染症ごとに個別に定められている。ただし、病状により学校医その他の医師において感染の恐れがないと認めたときは、この限りではない。

【インフルエンザ】（特定鳥インフルエンザを除く）

　インフルエンザ（influenza）は、インフルエンザウイルスを病原とする気道感染症であるが、「一般のかぜ症候群」とは分けて考えるべき「重くなりやすい疾患」である。病原体とするインフルエンザウイルスは、急性の呼吸器感染症で、毎年世界中で流行がみられている。わが国でも毎年冬季を中心に多数の患者発生と高齢者の超過死亡、インフルエンザ脳症に代表される乳幼児における合併症等がみられている。

　出席停止期間を「発症した後五日を経過し、かつ、解熱した後二日を経過するまで」

と改めることとする。なお、「発症」とは、発熱を目安とする。

【百日咳】

　潜伏期間は、主に7〜10日（5〜21日）で幼稚園児・学童が罹患する頻度は高くないが、罹患した場合、放置すれば菌の排出は4週間にわたってみられる。コンコンと咳き込んだ後、ヒューという笛を吹くような音を立てて息を吸う、特有な咳が特徴で、連続性・発作性の咳が長期にわたって続く。生後3か月未満の乳児では呼吸ができなくなる発作（無呼吸発作）、肺炎、中耳炎、脳症などの合併症も起こりやすく、命にかかわることがある。特有の咳が消失するまで、また、5日間適切な抗菌薬療法が終了するまでは登園、登校を控える。

【麻疹（はしか）】

　ウイルスの潜伏期間は主に8〜12日（7〜18日）、亜急性硬化性全脳炎の平均潜伏期間は10.8年。ウイルスは発疹出現1〜2日前から出現後4日目頃まで排出される。感染力が一番強いのは発疹出現前の咳が出始めた頃である。発熱は、発疹出現後3〜4日持続し、通常7〜9日の経過で回復する。したがって、解熱後（解熱とは平熱が24時間続いた状態）3日を経過するまでとなる。

【流行性耳下腺炎（ムンプスmumps・おたふくかぜ）】

　2〜3週間の潜伏期（平均18日前後）を経て発症し、片側あるいは両側の唾液腺の腫脹を特徴とするウイルス感染症であり、通常1〜2週間で軽快する。最も多い合併症は髄膜炎であり、その他髄膜脳炎、睾丸炎、卵巣炎、難聴、膵炎などを認める場合がある。登校基準は、唾液腺等腫脹出現後5日を経過し、かつ全身状態が良好となるまでとなる。

【風疹（3日はしか）】

　潜伏期間は、主に16〜18日（14〜21日）で、飛沫感染、接触感染、母子感染（胎内感染）で、発疹出現7日前から発疹出現7日目ころまでである。日本において、2012〜2013年にワクチン未接種の成人男性を中心に約17,000人、2018〜2019年に同じくワクチン未接種の成人男性を中心に約5,000人の流行があった。淡紅色の発疹、発熱、リンパ節の腫脹を主な症状、徴候とする疾患である。脳炎、血小板減少性紫斑病、関節炎などの合併症がみられることがあり、特に妊娠20週ころまでにかかると出生児に先天性風疹症候群と呼ばれる先天異常が生じることがあり（例えば妊娠1か月以内の感染では50%以上の頻度とされている）、2012〜2014年に45人、2018〜2020年1月までに5人の発症がみられた。

【水疱（みずぼうそう）】

　ウイルスの潜伏期間は、主に14〜16日（10〜21日）で、紅斑（赤い発疹）、丘疹（小さな発疹）、水疱、膿疱（膿みをもった水疱）、痂皮（かさぶた）の順に進行する発疹が出現し、同時に各病期の発疹が混在する伝染性の強い感染症である。時に皮膚や皮膚の下の軟部組織の細菌感染、肺炎、脳炎、肝炎、ライ症候群（急性脳症）などを合併することもある。新しい発疹がでなくなるまでに4〜5日間を要するので、痂皮形成完了まで出席停止となる。

【咽頭結膜熱（pharyngoconjunctival fever、PCF）】

　発熱、咽頭炎、眼症状を主とする小児の急性ウイルス性感染症であり、数種の型のアデノウイルスによる。プールを介して流行することが多いので、「プール熱」とも呼ばれている。夏期（小規模だが冬期）に地域で流行することもあり、小規模アウトブレイクとしても、散発的にも発生する。

【結核】

　主として空気感染、潜伏期間は、2年以内、特に6か月以内が多い。数十年経って、発症することもある。全身の感染症であるが、呼吸器に病変をおこすことが多い。乳幼児では家族内感染が多く、大部分が初期感染結核である。日本は依然として毎年新たに約1.8万人の患者が発生している結核中まん延国である。

【髄膜炎菌性髄膜炎】2012（平成24）年4月より

　髄膜炎菌性髄膜炎は第2種の感染症（2012（平成24）年4月）に定められており、有効な治療開始後24時間を経過するまでは隔離が必要。病状により学校医その他の医師において感染のおそれがないと認めるまで出席停止とされている。

(4)　第3種の疾患

　学校教育活動を通じ、学校において流行を広げる可能性がある感染症を規定している。出席停止期間の基準は、病状により学校医その他の医師において感染のおそれがないと認めるまでである。学校で通常見られないような重大な流行が起こった場合、その感染拡大を防ぐために、出席停止の必要がある。

【コレラ】

　東南アジアなどからの帰国者に感染がみられ、乳幼児や高齢者、基礎疾患を持つ人が感染すると重症化し、死に至る場合もある。最近は、海外旅行歴のない発病者が時々見つかっている。主に1〜3日（数時間〜5日）汚染された水、食物、感染者の便などを介した経口感染。治癒するまで出席停止が望ましい。なお、水質管理や手洗いの励行な

どの日ごろの指導が重要である。

【細菌性赤痢】

　潜伏期間は、主に1〜3日（1〜7日）、感染者の便を感染源とする経口感染。帰国者に感染（旅行者下痢症）がみられ、乳幼児や高齢者、基礎疾患を持つ人が感染すると重症化し、死に至る場合もある。日本でも、2011年に集団発生がみられ、2014年には幼稚園でも集団発生があった。海外旅行歴のない発病者も時々見つかっている。治癒するまで出席停止が望ましい。

【腸管出血性大腸菌感染症】

　ベロ毒素を産生する腸管出血性大腸菌による感染症である。ほとんどの大腸菌が主に10時間〜6日、O157：H7は3〜4日（1〜8日）腸管出血性大腸菌（O157、O26、O111）などベロ毒素産生性大腸菌）。全く症状のない人から、腹痛や血便を呈する人まで様々で、うち6〜7％は溶血性尿毒症症候群や脳症を併発し、時には死に至ることもある。日本では、1996年に学童を中心とした大規模な集団感染が発生し、その後も2011年の生肉食や2012年の漬物など、さまざまな食材による食中毒が毎年3,000〜4,000人前後発生し、死亡例もでている。有症状者の場合には、医師において感染のおそれがないと認められるまで出席停止とする。無症状病原体保有者の場合には、トイレでの排泄習慣が確立している5歳以上の子どもは出席停止の必要はない。手洗いなどの一般的な予防法の励行で二次感染は防止できる。

【腸チフス、パラチフス】

　潜伏期間は、主に7〜14日（3〜60日）、経口感染、治癒するまで出席停止が望ましい。トイレでの排泄習慣が確立している5歳以上の子どもは出席停止の必要はない。

【流行性角結膜炎】

　伝染性の角膜炎と結膜炎が合併する眼の伝染病。学校ではプール施設内で感染することが多い。潜伏期間は、2〜14日、プール水、手指、タオルなどを介して接触感染。ウイルス排出は初期数日が最も多いが、その後、数か月、排出が続くこともある。結膜炎の症状が消失していれば、登校してよい。ただし、ウイルスは便中に1か月程度排泄されるので、手洗いを励行する。

【急性出血性結膜炎】

　眼の結膜や白眼の部分にも出血を起こすのが特徴の結膜炎である。潜伏期間は、1〜3日、接触感染、眼の症状が軽減してからも感染力の残る場合があり、医師において感染のおそれがないと認められるまで出席停止とする。なお、このウイルスは便中に1か

月程度排泄されるので、登校を再開しても、手洗いを励行する。

　以下、第３種感染症に分類されている「そのほかの感染症」は、学校で流行が起こった場合にその流行を防ぐため、必要があれば、校長が学校医の意見を聞き、第３種の感染症としての措置をとることができる疾患である。そのような疾患は子どもの感染症の中に多数あるが、ここでは子どものときに多くみられ、学校でしばしば流行する感染症を、条件によっては出席停止の措置が必要と考えられる感染症と通常出席停止の措置は必要ないと考えられる感染症に分けて例示した。

【溶連菌感染症】
　A群溶血性連鎖球菌が原因となる感染症である。扁桃炎など上気道感染症、皮膚感染症（伝染性膿痂疹の項を参照）、猩紅熱などが主な疾患である。特に注意すべき点は、本症がいろいろな症状を呈すること、合併症として発症数週間後にリウマチ熱、腎炎をおこすことがある。そのため、全身症状が強いときは安静にし、経過を観察する必要がある。潜伏期間は、２〜５日、飛沫感染、接触感染。適切な抗菌薬による治療開始後24時間以内に感染力は失せるため、それ以降、登校は可能である。

【ウイルス性肝炎】
　A型肝炎が主である。日本で年間数百人の発生があり、８割は牡蠣などの食物による感染、２割は海外渡航からの帰国者である。子どもの80〜95％は不顕性感染（感染しても症状がでない状態）であるが、重症化する例もある。また、不顕性感染であっても便中にウイルスが排泄されるため、感染予防が困難である。発病初期を過ぎ、肝機能が正常になった者については登校が可能である。

【手足口病】
　口腔粘膜と四肢末端に水疱性発疹を生じる疾患である。潜伏期間は、３〜６日、経口感染、飛沫感染、接触感染。流行のピークは夏季である。本人の全身状態が安定しており、発熱がなく、口腔内の水疱・潰瘍の影響がなく普段の食事がとれる場合は登校可能である。ただし、手洗い（特に排便後）を励行する。

【伝染性紅斑（りんご病）】
　かぜ様症状を認めた後に顔面、頬部に少しもり上がった紅斑がみられる疾患である。その状態からりんご病とも呼ばれている。約５年周期で流行しているが、2015年には全国的な流行がみられた。潜伏期間は通常４〜14日であるが、21日程度になる場合もある。発疹期には感染力はほとんど消失しているので、発疹のみで全身状態のよい者は登校可

能である。

【ヘルパンギーナ】

　潜伏期間は、3〜6日、経口感染、飛沫感染、接触感染。主として咽頭、口腔内粘膜に水疱、潰瘍を形成するのが特徴の熱性疾患である。乳幼児に多く見られる夏かぜの代表的な疾患である。春季から夏季に多く発生し、流行のピークは7月ころである。本人の全身状態が安定している場合は登校可能である。ただし、手洗い（特に排便後）を励行する。

【ロタウイルス胃腸炎】

　2020（令和2）年10月より、ロタウイルス感染症の予防接種が定期接種になった。ワクチンを接種することにより、ロタウイルス胃腸炎による入院患者を約70〜90％減らすことができたと報告されている。潜伏期間は、1〜3日、経口感染、接触感染、飛沫感染。冬季から春先に多く発生する。急性期が最も感染力が強いが、便中に3週間以上排泄されることもある。症状のある間が主なウイルスの排出期間なので、下痢、嘔吐症状が消失した後、全身状態のよい者は登校可能であるが、手洗いを励行する。

9）学校感染症と予防接種

(1)　予防接種法に基づき「定期接種」のワクチン

　予防接種法に基づいて市区町村が主体となって実施する「定期接種」と、希望者が各自で受ける「任意接種」がある。「定期接種」は、集団予防を目的とする感染症（A類疾病）、個人予防を目的とする感染症（B類疾病）に分類される。近年、予防接種の制度の変更が続いているため、「日本の定期／任意予防接種スケジュール」の最新版から確認する必要がある。2020（令和2）年10月よりロタウイルス感染症が予防接種法のA類疾病に追加され、10月から定期接種となった。

　学校入学時に実施される就学時健診で定期予防接種実施の有無、感染症の既往歴を確認する。入学時までに済ませておくべき基本接種には、インフルエンザ菌b型（4回）、肺炎球菌（4回）、四種混合（DPT-IPV）・三種混合（DPT）・ポリオ（IPV）（4回）BCG、麻疹・風疹（MR）（2回）、日本脳炎（3回）がある。終了していない場合には、できるだけ早期にかかりつけ医で完了するよう勧奨されている。また、学校感染症予防の立場からは、このほか、B型肝炎、ロタウイルス、流行性耳下腺炎、水痘、インフルエンザが、自主的に任意接種して入学をすることが望ましい。

(2) 定期接種対象者に対する周知

　定期接種実施要領によれば、定期接種を行う際は、予防接種法第5条の規定による公告を行い、政令第6条の規定により定期接種の対象者またはその保護者に対して、あらかじめ、予防接種の種類、予防接種を受ける期日または期間及び場所、予防接種を受けるに当たって注意すべき事項、予防接種を受けることが適当でない者、接種に協力する医師その他必要な事項を十分周知することである。その周知方法については、やむを得ない事情がある場合を除き、個別通知とし、確実な周知に努める。

　また、感染症によっては、児童生徒等に限らず、教職員も予防接種を受けることが必要となる。

　予防接種は、健康教育のなかでも一次予防として位置づけられている。学校での感染症対策は、O157による食中毒集団感染事件にみられるように、児童生徒等の生命をも奪

図5-3　変更後の接種間隔のイメージ

〔出典：第37回厚生科学審議会予防接種・ワクチン分科会予防接種基本方針部会資料、p7
https://www.mhlw.go.jp/content/10906000/000588558.pdf（2021.3.19アクセス）〕

表5-2　学校、幼稚園、保育所で予防すべき感染症の潜伏期間と主な感染経路

分類	感染症名	潜伏期間	主な感染経路
第1種	ポリオ	3-21日	経口感染
	ジフテリア	2-7日	飛沫感染
	重症急性呼吸器症候群（SARS）	2-10日	飛沫感染
	鳥インフルエンザ	1-10日	飛沫感染
第2種	インフルエンザ	1-4日	飛沫感染
	百日咳	5-21日	飛沫感染
	麻しん	7-18日	空気感染
	流行性耳下腺炎（おたふくかぜ）	12-25日	飛沫感染
	風しん	14-23日	飛沫、母児感染
	水痘（みずぼうそう）	10-21日	空気感染
	咽頭結膜熱	2-14日	飛沫感染
	結核	2年以内	空気感染
	髄膜炎菌性髄膜炎	3-4日	飛沫感染
第3種	コレラ	数時間-5日	経口感染
	細菌性赤痢	1-7日	経口感染
	腸管出血性大腸菌	10時間-8日	経口感染
	腸チフス	3-60日	経口感染
	パラチフス	3-60日	経口感染
	流行性角結膜炎	2-14日	飛沫感染
	急性出血性結膜炎	1-3日	経口感染
第3種その他の感染症	溶連菌感染症	2-10日	飛沫感染
	ウイルス性肝炎A型	15-50日	経口感染
	ウイルス性肝炎B型	45-160日	血液、体液を介した感染、母児感染
	手足口病	3-6日	経口感染
	伝染性紅斑	4-21日	飛沫感染
	ヘルパンギーナ	3-6日	経口感染
	マイコプラズマ感染症	1-4週	飛沫感染
	感染性胃腸炎（流行性嘔吐下痢症）		
	ロタウイルス感染症	1-3日	経口感染
	ノロウイルス感染症	12-48時間	経口感染
	サルモネラ感染症	6-72時間	経口感染
	カンピロバクター感染症	1-7日	経口感染
	アタマジラミ	孵化まで10-14日	接触感染
	伝染性軟属腫（水いぼ）	2週-6月	接触感染
	伝染性膿痂疹（とびひ）	2-10日	接触感染

〔出典：日本小児科学会 予防接種・感染対策委員会（2012）学校、幼稚園、保育所において予防すべき感染症の解説 2012年9月改訂版（一部を抜粋）、厚生労働省Webサイト https://www.mhlw.go.jp/stf/shingi/2r9852000002q4hg-att/2r9852000002q4lb.pdf（2021.3.3アクセス）〕

う可能性のある健康危機管理につながり、感染症対策を推進することが重要である。さらに、各種感染症に対する知識、情報収集、対応など、学校の管理体制の構築や、医療機関等との連携を強化していくことが求められる。

＊　ヒトパピローマウイルス感染症の定期接種（2013（平成25）年）を行う際は、使用するワクチンについて、子宮頸がんそのものを予防する効果は現段階で証明されていないものの、子宮頸がんの原因となるがんに移行する前段階の病変の発生を予防する効果は確認されており、定期接種が子宮頸がんの予防を主眼としたものであることが適切に伝わるよう努める。

＊　B類疾病の定期接種を行う際は、接種を受ける法律上の義務はなく、かつ、自らの意思で接種を希望する者のみに接種を行うものであることを明示した上で、上記内容を十分周知することとなった。

引用参考文献

新型コロナウイルス感染症に対応した持続的な学校運営のためのガイドライン（文科省：令和2年6月5日）

学校における新型コロナウイルス感染症に関する衛生管理マニュアル～「学校の新しい生活様式」～
　　https://www.mext.go.jp/content/20200903-mxt_kouhou01-000004520_1.pdf（2020.12.15アクセス）

厚生労働省　新型コロナウイルス感染症を想定した「新しい生活様式」実践例を公表しました
　　https://www.mhlw.go.jp/stf/seisakunitsuite/bunya/0000121431_newlifestyle.html（2020.12.15アクセス）

厚生労働省　新型コロナウイルス感染症について
　　https://www.mhlw.go.jp/stf/seisakunitsuite/bunya/0000164708_00001.html（2020.12.15アクセス）

新型コロナウイルス感染症に関する差別や偏見等の防止に向けた文部科学大臣メッセージ（令和2年8月25日）。
　　https://www.ohu-u.ac.jp/campuslife/pdf/kansen_kyouin.pdf（2020.12.15アクセス）

公益財団法人予防接種リサーチセンター　予防接種と子どもの健康2020年度版の改訂部分
　　https://www.yoboseshu-rc.com/pages/1/detail=1/b_id=344/r_id=150#block344-150（2020.12.15アクセス）

奥羽大学学校医　馬場優、インフルエンザ出席停止期間基準早見表
　　https://www.ohu-u.ac.jp/campuslife/pdf/kansen_kyouin.pdf（2020.12.15アクセス）

NIID国立感染症研究所
　　https://www.niid.go.jp/niid/ja/diseases/a/flu.html（2020.12.15アクセス）
　　https://www.niid.go.jp/niid/ja/kansennohanashi/445-smallpox-intro.html（2020.12.15アクセス）

e-Gov　学校保健安全法施行令規則
　　https://elaws.e-gov.go.jp/search/elawsSearch/elaws_search/lsg0500/detail?lawId=

333M50000080018（2020.12.15アクセス）

坂本史衣：基礎から学ぶ医療関連感染対策、標準予防策からサーベイランスまで改訂第３版p3、
　　　2019

学校、幼稚園、保育所において予防すべき感染症の解説　日本小児科学会予防接種・感染症対策委
　　　員会2020.5月改訂版

　　　http://www.jpeds.or.jp/uploads/files/yobo_kansensho_20200522.pdf.pdf（2020.12.15アクセス）

公益財団法人日本学校保健会「学校において予防すべき感染症の解説」平成30（2018）年３月発行

　　　http://www.jpeds.or.jp/uploads/files/yobo_kansensho_20200522.pdf.pdf（2020.12.15アクセス）

予防接種ガイドライン2020／ロタ版。Indd

　　　file:///C:/Users/takahashi03/Downloads/202009041233556546.pdf（2020.12.15アクセス）

「2020年10月版予防接種スケジュール」

　　　https://www.know-vpd.jp/news/1323.php（2020.12.15アクセス）

新型コロナウイルス感染症の「指定感染症」への指定を受けた学校保健安全法上の対応について

　　　https://www.mext.go.jp/content/000031003.pdf（2021.1.10アクセス）

第6章　救急処置

学習の目標

1．学校における迅速な救急処置の必要性と基本的な応急手当について学習する。

2．学校における最新の心肺蘇生法（一次救命処置）と蘇生後の対応について学習する。

3．学校における新型コロナ対応様式の心肺蘇生法の指導について学ぶ。

　学校で養護教諭及び教職員が行う救急処置とは、児童生徒等を救助し、医師または救急隊員、医療機関に引き継ぐまでの救命処置及び応急手当をいう。救命処置は、救命手当とも呼ばれ、自動体外式除細動器（AED）の使用を含む心肺蘇生法、異物除去等の生命維持に関わる手当を示す。また、応急手当とは、突然のけがや病気に対応する必要な手当を言う。たとえば、骨折、脱臼、捻挫、熱傷などの外因性の状態、過換気、痙攣（けいれん）、嘔気・嘔吐（おうき・おうと）などの内因性の状態に行う手当である。学校では、これらの手当を様々な最新のガイドラインを遵守し、それらに従って行うため、救急処置と言われている。学校における救急処置については、学校保健安全法に示されている。

（保健室）

　第七条　学校には、健康診断、健康相談、保健指導、救急処置その他の保健に関する措置を行うため、保健室を設けるものとする。

　また、1972（昭和47）年及び1997（平成9）年の保健体育審議会答申の趣旨に基づき、文部科学省は「3．救急処置及び救急体制の整備に関すること」として養護教諭の職務内容に救急処置を示している。

　学校における救急処置の目的は、学校管理下で児童生徒等が、不慮の事故などにより負傷したとき、あるいは急病になった場合、生命の維持活動、傷害部位の悪化の予防、苦痛の軽減、精神的不安の除去をしながら、一刻も早く、医師に引き継ぐことである。傷病や疾病に対する医療行為は、医師法に基づき医師が行うことであるが、傷害や急病の発生時には周囲に居合わせた者（バイスタンダー＝by-stander）が、傷病の状態を観察・判断して、適切な応急処置をとることで命が助かる可能性が高くなることはこれまでの文献により示されている（図6-1）。学校管理下で発生する傷害や急病に対しては、養護教諭はもとより教職員全員が、応急的処置の正しい知識と技術を最新のガイドライン

図6-1　応急手当と救命曲線

救命の可能性は時間とともに低下しますが、救急隊の到着までの短時間であっても救命処置をすることで高くなります

〔出典：Holmberg M. et al., Effect of bystander cardiopulmonary resuscitation in out-of-hospital cardiac arrest patients in Sweden. *Resuscitation* 47: 59-70, 2000より一部改変して引用〕

に沿って十分に修得しておく必要がある。

　また、学校における救急処置の実施は、傷病した児童生徒等への応急手当のみならず、傷病の知識技術の指導や助言、さらには自己管理能力の育成を図る保健教育を行う場になりうる。また、これらの負傷等の統計的なデータを倫理的配慮のもと児童生徒等の保健管理に活用することもできる。このように救急処置を学校で行うことには、保健教育や保健管理という教育的役割としての意義がある。

　本章では、まず、主な応急手当の概要を概観し、最新の心肺蘇生法（一次救命処置）と新型コロナ対応様式の心肺蘇生法の指導について述べる。

① 主な応急手当の概要

　ここでは、まず、基本的な応急手当の方法である止血法、包帯法、副木（そえぎ）、RICE処置について説明し、その後、主な傷害と疾病の処置について概要を述べる。

　応急手当を実施する際には、汗以外の体液、血液に触れる可能性がある場合は、感染症予防対策として、個人防護具（Personal Protective Equipment=PPE）であるマスク、手袋、エプロン、フェイスシールドなどを必要に応じて使用する。

1）止血法

　一般に、人の全血液量は、成人では体重の約13分の1といわれ、その30％が急速に失われると、生命に危険を及ぼす。したがって、出血量が多いほど止血処置を迅速に行わなければならない。

　また、血液を含む体液は、何らかの感染症を持つ可能性があることを念頭に置いて、感染症予防対策として個人防護具を使用し止血を行う必要がある。緊急の場合は、身の回りにある個人防護具となりうるもので代用することができる。例えば、手袋の代わりにビニール袋、レジ袋、エプロンの代わりに大きなビニールごみ袋などを使用する。使用した汚染物を捨てるときも二重のビニール袋に入れ汚染物として捨てるなど注意が必要である。

　止血法の種類として、直接圧迫法と間接圧迫法がある。

⑴　直接圧迫止血法（図6-2）

　傷口に直接触れないよう個人防護具または代用できるものを使用する。ガーゼ、ハンカチ、タオルなどで直接傷口を圧迫する。傷口は、心臓より高く上げる。止血効果を得るためには、少なくとも4〜5分以上の圧迫が必要である。血液がガーゼの表面ににじんできたら、ガーゼは取りかえず、その上からガーゼを当てて押さえる。

⑵　間接圧迫止血法（図6-3）

　直接圧迫止血法のように、傷口の出血部位を直接圧迫して止血するのではなく、傷口よりも心臓に近い部位の血管（動脈）となる止血点を指や手で圧迫し止血を試みる。勢いのある動脈性の出血が続いているときに、ガーゼやタオル、包帯を準備する間に行う。

図6-2　直接圧迫止血法　　　　図6-3　間接圧迫止血法

2）包帯法

　包帯の目的は、傷の保護、患部の固定、患部の圧迫、ガーゼや湿布などの保持である。包帯の種類には、巻軸包帯（綿包帯、伸縮包帯、弾性包帯、粘着包帯）管状包帯（弾力チューブ包帯、ネット包帯）、布帛（ふばつ）包帯（三角巾、腹帯、T字帯）、複製包帯（眼帯、耳帯）などがある。

　応急手当では、頭から手や足先まで様々な部分を巻くことができるため、三角巾の使い方を練習しておくと役に立つ。

> **コラム**　防災・危機管理eカレッジの紹介
>
> 　総務省消防庁のインターネットサイトでは、「防災・危機管理eカレッジ」で、救命手当（包帯法）の動画を用い詳しく解説されているので紹介する。詳しくはスマホ、タブレットなどでQRコード®から最新の情報を入手できる。
>
>
>
> QRコード®は（株）デンソーウェーブの登録商標です。

3）副木（そえぎ）

　副木とは、骨折した部分や関節などを臨時的に固定する器材である。骨折しているところを固定することで、骨折部の動揺が減少し、痛みも軽減する。専用の固定具（シーネ）がある場合は、固定場所の形に合わせ形状を変形させて包帯で固定する。シーネがない場合は、雑誌や段ボールなどを代用する。固定の原則として、骨折が疑われる部位を中心に２つの関節を固定する（図6-4）。

下肢の固定　　　　　　　　前腕の固定　　　　上肢の固定
（ダンボール等を活用）　　　（雑誌等を活用）　（三角巾を活用）

図6-4　固定の方法

安静（Rest）　　　　　　　　　　　冷却（Ice）

圧迫（Compression）　　　　　　　　挙上（Elevation）

図6-5　RICE処置

4）RICE処置

　RICEとは、安静（Rest）、冷却（Ice）、圧迫（Compression）、挙上（Elevation）の頭字語である。RICE処置は、捻挫や打撲、肉離れなどをしてしまったときに行うケガをできる限り悪化させないための応急処置である。炎症の兆候である腫れや痛みを和らげる効果がある（図6-5）。

5）主な傷害と疾病の処置

(1)　創傷

　学校でよくみられるケガで、初期の対応がその後の経過に影響するため、適切な処置が必要である。

　創傷処置は、水道水でしっかり洗浄し、出血をしている場合は直接圧迫による止血を行う、乾燥させないよう絆創膏などで傷口を保護することが基本となる。広範囲の汚染が見られる擦り傷、出血が止まらない、異物が取れない場合は医療機関を受診する。

⑵　打撲

　転倒や衝突などにより、表面に傷はなくても、皮膚の下の組織が損傷し、内出血などが起こる。処置の基本はRICE（安静（Rest）、冷却（Ice）、圧迫（Compression）、挙上（Elevation））であるが、打撲は顔面・頭部・四肢だけでなく全身のあらゆる部位に起こる。受傷直後は軽度に見えても、時間の経過とともに腫れや内出血などが悪化する場合があることを念頭に置き、経過観察をする必要がある。

　腫れがひどいときや強い痛みがある、押すと痛みを訴え、動かしづらいなどの症状がある場合は医療機関を受診する。頭部打撲の場合はできるだけ安静にし、症状が増悪することもあるため、保護者にも連絡し、児童生徒を一人にせず24時間程度観察を行う。

⑶　捻挫

　捻挫とは、不自然な形にひねることで関節の靱帯や腱、軟骨などが傷つくケガである。処置の基本はRICE処置である。我慢できない痛みや腫れがある場合は医療機関を受診する。

⑷　脱臼

　脱臼とは、骨と骨をつないでいる関節部分で、骨が本来の位置からずれてしまった状態をいう。無理に整復せず、脱臼した部位を固定し、動かさないようにして速やかに医療機関を受診する。

⑸　骨折

　骨折とは、骨が持つ強度以上の外力が加わったために、ひびが入ったり、折れたり、砕けたりした状態のことである。基本はRICE処置、特に固定が重要である。痛みが強い、腫れが強い、変形がある、動かせない、歩けない、しびれがある場合は速やかに医療機関を受診する。

⑹　突き指

　ボールが当たったり、転倒して指を強く突いたりして起こる指の関節の捻挫である。基本はRICE処置で固定する。突き指した指を引っ張ったり、無理に動かすと、関節周囲の組織がさらに損傷する可能性があるため、決して引っ張ってはいけない。指を伸ばせない場合は、指を軽く曲げた状態で包帯などを使用し固定する。強い痛みや腫れがある場合、しびれがある場合は医療機関を受診する。

⑺ 溺水

溺れているのを発見したらすぐに水中から救出する。反応（意識）がない場合は、気道を確保し、呼吸がない場合は人工呼吸を行う。胸骨圧迫と人工呼吸を継続する。

⑻ 軽い熱傷

局所の熱傷であれば、直接患部に水がかからないように工夫し流水、シャワーなどで痛みを感じなくなるまで十分冷やす（目安として10分以上）。部位によっては氷嚢や保冷剤などのアイスパックも有用である。初期治療が遅れると熱傷は深くなるためできるだけ早く冷やす。水疱が出来た場合は、水疱を破らないよう注意する。

⑼ 食物アレルギー

日本小児アレルギー学会では食物アレルギーを、「食物によって引き起こされる抗原特異的な免疫学的機序を介して生体にとって不利益な症状が惹起される現象」と定義し、食物またはその成分がアレルギー症状の誘発に関与している場合は、そのアレルゲンの侵入経路を問わず、食物アレルギーとよぶ。

食物アレルギーによって、皮膚、粘膜、呼吸器、消化器、神経、循環器などの様々な臓器に症状が誘発される。アナフィラキシーとは、「アレルゲン等の侵入により、複数臓器に全身性にアレルギー症状が惹起され、生命に危機を与え得る過敏反応」で、アナフィラキシーに血圧低下や意識障害を伴う場合をアナフィラキシーショックという。アナフィラキシーショックの可能性を少しでも疑えば、エピペン®や救急車などの処置・要請を行う。

エピペン®が処方されている児童生徒でアナフィラキシーショックを疑う場合、表6-1の症状がひとつでもあればエピペン®を使用する。

表6-1　エピペン®の適応症状

身体の症状	児童生徒の様子		
消化器の症状	・繰り返し吐き続ける	・持続する強い（がまんできない）おなかの痛み	
呼吸器の症状	・のどや胸が締めつけられる ・持続する強い咳きこみ	・声がかすれる ・ゼーゼーする呼吸	・犬が吠えるような咳 ・息がしにくい
全身の症状	・唇や爪が青白い ・ぐったりしている	・脈が触れにくい・不規則 ・尿や便をもらす	・意識がもうろうとしている

〔出典：日本小児アレルギー学会アナフィラキシー対応ワーキンググループ（2013）（一社）日本小児アレルギー学会Webサイト https://www.jspaci.jp/gcontents/epipen/（2021.3.19アクセス）〕

⑩　頭痛

　頭痛は様々な原因で起こり、発生原因は複雑である。一般状態が悪くなく、体温が正常ならば、安静休養させて経過を観察する。

⑪　腹痛

　腹が痛いという訴えには、腹部以外の胸部の痛み、心因性の腹痛や月経に関する痛みもある。食事との関係、吐き気、嘔吐、便秘の有無などを問診し、休養させる。激痛、発熱、悪化傾向が認められれば、医療機関へ移送する。

⑫　脳貧血

　脳貧血は、脳への血流が減少したときに生じる。めまいや冷や汗、顔面蒼白、吐き気などの症状があり、眼前が暗くなり倒れる。血液を脳に行きやすくするため心臓より頭を低くして休ませる。

⑬　熱中症

　熱中症は、高温下で運動を続けることで、循環機能や発汗機能の低下、中枢神経系の障害、体温調節機能の失調などが生じ、体温が異常に上昇することである。熱中症には、熱痙攣、熱疲労、熱射病がある。熱中症では、涼しい場所に運び、衣服を緩めて寝かせ、症状により判断する。

図6-6　熱中症の応急処置

〔出典：環境省　熱中症予防情報サイトから熱中症環境保健マニュアル（2018）〕

② 最新の心肺蘇生法

　心肺蘇生法とは、意識がない、呼吸・心臓が停止している状態（それに近い状態も含む）にある人に対して心肺機能を補助するために、胸骨圧迫と気道確保・人工呼吸で行う救命処置である。

　心肺蘇生法は、1992年に設立された国際蘇生連絡委員会（ILCOR）によって2000年以降、5年毎に心肺蘇生ガイドラインの見直しが行われ、標準化されている。様々な国の医療研究者がその見直しの時期までに発表した心肺蘇生関連の研究結果を議論し、傷病者の社会復帰を目指した蘇生率を向上させるために、ガイドラインが作成されている。現在、2020年の心肺蘇生ガイドラインがすでに公表されている。このガイドラインに沿って、各国の委員会がその国のガイドライン（指針）を検討し発表している。

　米国心臓協会が発表している心肺蘇生ガイドラインの推奨ポイントには、衣服着用したままの胸骨圧迫、衣服の下でAEDパッドの装着、妊婦の心肺蘇生法の体位（腹部を左側に寄せて胸骨圧迫）、小児では、心肺蘇生法の呼吸が重要なことが挙げられている。また、救命の連鎖では、本章のはじめに示したとおり、周囲に居合わせた者（バイスタンダー）が異常を察知し、救急車を呼び、心肺蘇生法を実施することで傷病者が社会復帰できる可能性が高くなることが強調されている。また、蘇生回復後の状態を観察するために定期的な受診までを視野にいれた経過観察が推奨されている。

　日本では、その国際ガイドラインを日本救急医療財団心肺蘇生法委員会が厚生労働省、総務省、文部科学省などの関係省庁、日本医師会、日本赤十字を含む心肺蘇生に関係する組織の協力を得て、日本版のガイドラインを改定し、5年毎に「救急蘇生法の指針」が発表されている。2020年の改定は、現在進められており、計画では2021年春以降になる予定である。その指針に基づき心肺蘇生法の普及は進んでいる。学校での救急処置もこの指針に基づき更新することが必要である。

　文部科学省は、2017（平成29）年、2018（平成30）年に学習指導要領において、

　　「心肺蘇生法について胸骨圧迫、AED（自動体外式除細動器）使用などの心肺蘇生法、包帯法
　　や止血法としての直接圧迫法などを取り上げ、実習を通して応急手当てができるようにする。」

として、中学校の「保健体育」、高等学校の「保健」の中で取り扱われている。

　また、2020年は、新型コロナウイルス感染症に対応するために個人防護具（PPE）を活用することは必須になっている。誰かを助けるためには、まず自分が安全であるかを確認し、身を守った上での行動が欠かせない。

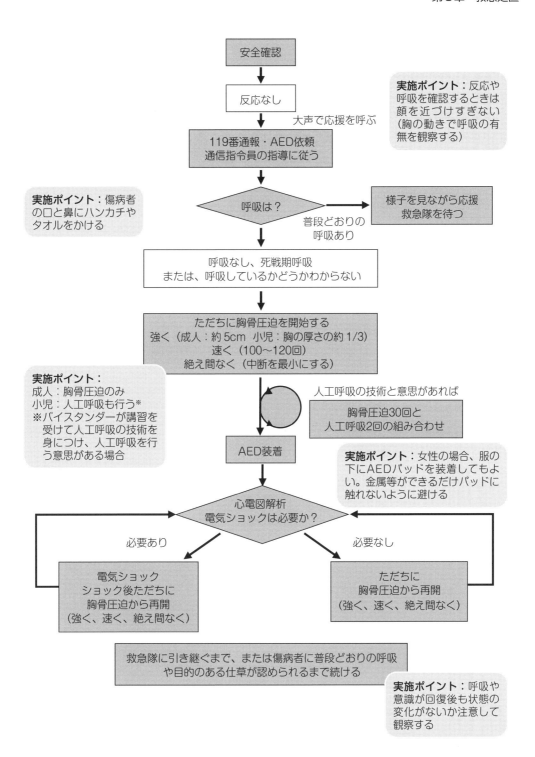

図6-7　心肺蘇生法（一次救命処置）アルゴリズム実施時のポイント

〔出典：（一社）日本蘇生協議会（2016）JRC蘇生ガイドライン2015、医学書院、p18（一部改変）〕

新型コロナウイルス感染症を意識し、対応のポイントを示した心肺蘇生法のアルゴリズム（JRC蘇生ガイドライン2015より引用・一部改変）を図6-7に示す。

1）心肺蘇生後の対応のポイント

① 心肺蘇生の実施の後、救急隊の到着後に傷病者を救急隊員に引き継ぎ、その後バイスタンダー救助者は速やかに石鹸と流水で手と顔を十分に洗う。

② 傷病者の鼻と口を覆うために使ったハンカチやタオルなどは、直接触れないようにして二重にしたビニール袋に入れ廃棄し、石鹸と流水で手を洗う。

〈基本的な考え方〉

　胸骨圧迫のみの場合を含め心肺蘇生はエアロゾル（ウイルスなどを含む微粒子が浮遊した空気）を発生させる可能性があるため、新型コロナウイルス感染症が流行している状況においては、すべての心停止傷病者に感染の疑いがあるものとして対応する。

　成人の心停止に対しては、口と口をつける人工呼吸を行わずに胸骨圧迫とAEDによる電気ショックを実施する。

　子どもの心停止に対しては、講習を受けて人工呼吸の技術を身につけていて、人工呼吸を行う意思がある場合には、人工呼吸も実施する。

※子どもの心停止は、窒息や溺水など呼吸障害を原因とすることが多く、人工呼吸の必要性が比較的高い。

図6-8　新型コロナウイルス感染症の流行を踏まえた市民による救急蘇生法の基本的考え方

〔出典：厚生労働省「新型コロナウイルス感染症の流行を踏まえた市民による救急蘇生法について」（一部加筆）〕

③ 新型コロナ対応様式の心肺蘇生法の指導

　学校管理下での心臓突然死は年間20〜40件といわれ、また、日本での心臓突然死の多くは自宅で発生していることからも、児童・生徒が家庭内や学校内での第一発見者となり得る可能性がある。そのため児童・生徒も応急手当てを習得することは重要な課題である。今般の新型コロナウイルス感染症の感染拡大を受け、蘇生に関する手順が一部改訂となった。心肺蘇生はエアロゾル（ウイルスなどを含む微粒子が浮遊した空気）を発生させる可能性があるため、新型コロナウイルス感染症が流行している状況においては、すべての心停止傷病者に感染の疑いがあるものとして対応するなどの基本的な考え方が追加された。

　このような現状を踏まえ、心肺蘇生法教育を実施する際には、新型コロナウイルス感染症に対応した指導方法が求められる。指導に当たっては十分な感染対策を行った上で実施する。

1）学校教育における心肺蘇生法の普及の意義と教育方法の多様性

　学校教育内にこの心肺蘇生法を普及することは、国民全体へ心肺蘇生法の普及をはかり、わが国における救命率をあげる近道であるとして日本臨床救急医学会は学校へのBLS（一次救命処置）教育導入検討委員会を立ち上げている。そして、心肺蘇生法を実践できる指導方法の共通認識（コンセンサス）を作成し、学年別目標（図6-9）を設定し、学校教育への普及を行っている。新型コロナウイルス感染症感染拡大予防を行うと同時に心肺蘇生法を普及することが必要である。

　そのためには、従来の集合教育以外の方法も検討し教育方法の多様化が必要である。例えば、総務省のサイトではオンライン学習ができる動画が充実している。パソコン、タブレット、スマートフォンからの視聴が可能となっている。

　たとえば、総務省消防庁の一般市民向け応急手当WEB講習もその一例である。（URL:https://www.fdma.go.jp/relocation/kyukyukikaku/oukyu/）その他、総務省の救急お役立ちポータルサイト（https://www.fdma.go.jp/publication/#usefulness）では、小学生や中高生が楽しんで学習できるような教材も無料で活用できる。このような動画や教材を事前学習として、できるだけ最小限の時間で必要な部分を集合教育することが重要であろう。動画や事前学習の教材であれば、学習者のペースに適した教育方法も可能である。今後は、通信技術の進化に対応した心肺蘇生法の普及を意識し、多様性のある教

図6-9　心肺蘇生法教育の学年別到達目標

〔出典：（一社）日本臨床救急医学会　学校へのBLS教育導入検討委員会（2016）心肺蘇生の指導方法、指導
　内容に関するコンセンサス 2015（ver.160303）、p4 https://jsem.me/about/school_bls/teaching_consensus
　2015_v160303.pdf（2021.3.24アクセス）〕

育方法の充実が必要である。

2）講習における教室の配置と３密の回避

　学校における新型コロナウイルス感染症に関する衛生管理マニュアル〜「学校の新し
い生活様式」〜（2020.12.5 Ver.5）によると、人との間隔は、できるだけ２メートル（最
低１メートル）空けることを推奨している。各地域の感染レベルに合わせて教室の配置
を行う工夫が必要である。

　また、３密を避けるために、常時換気（難しい場合は30分に１回、数分間程度、窓を
全開）、マスクの着用（息苦しさを感じた時にはマスクを外す）の指導を行う。

3）資機材の工夫

　感染面を考慮して、一人に一体の胸骨圧迫トレーニングキット（図6-10）などを利
用することが望ましい。複数で実施する場合は、その都度、機材を消毒してから使用する。

図6-10　大阪ライフサポート協会（監）胸骨圧迫トレーニングキット

4）ハンズオンリー CPR（胸骨圧迫とAED）の実施と指導方法

　突然の心停止は心原性の場合が多く、人工呼吸よりも早期の除細動が有効とされていることから、胸骨圧迫とAEDに重点を置いた指導は有効であると考える。また、新型コロナウイルス感染症の拡大防止の観点からも、現状では人工呼吸の実施指導は行わない。

　最後に、心肺蘇生法アルゴリズムとともに記入した新型コロナ対応様式の心肺蘇生法教育時の指導ポイント（図6-11）を表す。

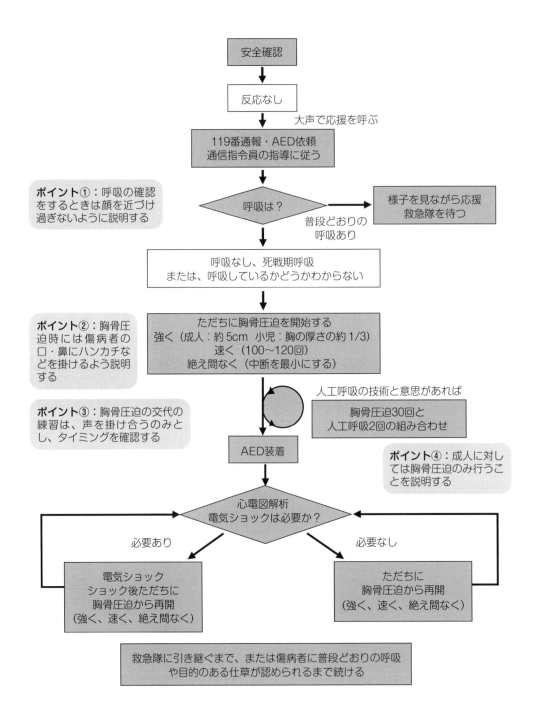

図6-11　新型コロナ対応様式の心肺蘇生法教育時の指導ポイント

〔出典：（一社）日本蘇生協議会（2016）JRC蘇生ガイドライン2015、医学書院、p18（一部改変）〕

引用参考文献

日本蘇生協議会（2016）　JRC蘇生ガイドライン2015　医学書院、p18

松野智子、齋藤千景（2016）　養護教諭のための救急処置　第3版、少年写真新聞社

小林正直、石見拓（2017）写真と動画でわかる一次救命処置　学研

日本小児アレルギー学会HP　一般向けエピペン®の適応

　　https://www.jspaci.jp/gcontents/epipen/（2020.12.15アクセス）

環境省HP　熱中症予防情報サイト、熱中症環境保健マニュアル2018、熱中症を疑ったときには何をするべきか

　　https://www.wbgt.env.go.jp/heatillness_manual.php（2020.12.15アクセス）

厚生労働省HP　新型コロナウイルス感染症の流行を踏まえた市民による救急蘇生法について

　　https://www.mhlw.go.jp/stf/seisakunitsuite/bunya/0000123022.html（2020.12.15アクセス）

臨床救急医学会　学校へのBLS教育導入検討委員会　心肺蘇生の指導方法、指導内容に関するコンセンサス 2015（ver.160303）

　　https://jsem.me/about/school_bls/teaching_consensus2015_v160303.pdf（2020.12.15アクセス）

総務省消防庁ホーム　防災・危機管理eカレッジ

　　https://www.fdma.go.jp/relocation/e-college/（2020.12.15アクセス）

総務省消防庁　一般市民向け応急手当WEB講習

　　https://www.fdma.go.jp/relocation/kyukyukikaku/oukyu/（2020.12.15アクセス）

第7章 心の健康問題とその対応

学習の目標

1. 「暴力」「いじめ」「不登校」「自殺」などの問題行動が学校教育上大きな問題となっていることを理解する。
2. 学校保健安全法では養護教諭その他の職員による保健指導、健康相談、健康観察および心のケア、また組織的計画的な取り組みなどが明記されたことを理解する。
3. 心の健康問題は、全教職員が連携して取り組むことを理解する。
4. 心の健康問題は、児童相談所などの地域の専門機関との連携が求められていることを学ぶ。

① 児童生徒の心の健康に関する現状と課題

近年、心理的ストレスや悩み、いじめ、不登校、精神疾患など心の健康やアレルギー疾患の増加など、児童生徒の心の健康問題が多様化している。また近年、大地震、集中豪雨や竜巻等自然災害等が多発し、児童生徒に対する心のケアが大きな社会問題となっている。

これらの心の健康問題への取り組みは、従来は健康相談として学校医・学校歯科医が行うものとされてきたが、学校保健安全法では、第8条、第9条において学校医や学校歯科医のみならず、養護教諭、学級担任等が行う健康相談が規定された。これは、児童生徒の心身の健康問題の多様化に伴い、課題解決に当たって組織的に対応し、関係者の積極的な参画が求められたからである。また、第18条では保健所との連携、第30条では地域の関係機関や地域住民との連携が明記され、組織的に行うこととされている。

また、心の健康問題には健康教育につながる。児童生徒の発達に応じて心身の健康問題を解決していく過程で、自己理解を深め自分自身で解決しようとする人間的な成長につながることから、教育的な意義が大きく、学校教育において重要な役割を担っている。

1) 児童生徒の心の健康問題の現状

『令和元年度「児童生徒の問題行動等生徒指導上の諸課題に関する調査」結果（令和

２年10月)』が文部科学省から出され、令和元年度と平成30年度との結果を比較すると次のとおりであった。なお、調査対象は国公私立小・中・高等学校および特別支援学校である。

　結果の概要は表7-1のとおりであった。

　　　表7-1　令和元年度「児童生徒の問題行動等生徒指導上の諸課題に関する調査」結果

【調査結果の主な特徴】 １）小・中・高等学校における、暴力行為の発生件数は暴力行為の発生件数は78,787件（前年度72,940件）であり、平成30年度より5,847件増加している。児童生徒1,000人当たりの発生件数は6.1件（前年度5.5件）である。 ２）小・中・高等学校及び特別支援学校におけるいじめの認知件数は612,496件（前年度543,933件）と前年度より68,563件増加しており、児童生徒1,000人当たりの認知件数は46.5件（前年度40.9件）で差は5.6件である。前年度平成30年度40.9件と平成29年度0.9件との差では10.0件であったので、増加率はやや減じている。 ３）小・中学校における、長期欠席者数は、255,794人（前年度240,039人）である。このうち、不登校児童生徒数は181,272人（前年度164,528人）で、前年度より16,744人増加している。不登校児童生徒の割合は1.9％（前年度1.7％）である。前年度より0.2％増加している。 ４）高等学校における、長期欠席者数は、76,949人（前年度80,752人）である。前年度より3,803人減少している。このうち、不登校生徒数は50,100人（前年度52,723人）であり、前年度より2,623人減少している。不登校生徒の割合は1.6％（前年度1.6％）で変わらなかった。 ５）高等学校における、中途退学者数は42,882人（前年度48,594人）であり、前年度より5,712人減少している。中途退学者の割合は1.3％（前年度1.4％）であり、前年度より0.1％減少している。 ６）小・中・高等学校から報告のあった自殺した児童生徒数は317人（前年度332人）で、15人減少している。

〔出典：文部科学省（2020）令和元年度 児童生徒の問題行動・不登校等生徒指導上の諸課題に関する調査結果について、p1〕

2）暴力

　小・中・高等学校における、暴力行為の発生件数、校種別、学校管理下で発生した学校数、加害児童生徒の校種別等を表7－2で示した。

表7-2　暴力行為・加害者の実態

		令和元年度	平成30年度	平成30年度との比較
暴力発生校種（件）	小学校	43,614	36,536	7,078
	中学校	28,518	29,320	-802
	高等学校	6,655	7,084	-429
	合計	78,787	72,940	5,847
対教師暴力（件）		9,849	9,134	715
生徒間暴力（件）		55,720	51,128	4,592
対人暴力（件）		1,186	1,336	-150
器物損壊（件）		12,032	11,342	690
学校管理下で暴力行為が発生した学校数（校）		12,774	12,417	357
加害児童生徒数（人）	小学校	30,161	31,107	-946
	中学校	24,314	29,903	-5,589
	高等学校	6,976	8,309	-1,333
	合計	61,451	69,319	-7,868

〔出典：文部科学省（2019）平成30年度 児童生徒の問題行動・不登校等生徒指導上の諸課題に関する調査結果について、p6、pp10-12他より岡本作成〕

(注)　平成25年度からは高等学校に通信制課程を含める。

図7-1　学校の管理下以外における暴力行為発生率の推移（1,000人当たりの暴力行為発生件数）

〔出典：文部科学省（2020）令和元年度 児童生徒の問題行動・不登校等生徒指導上の諸課題に関する調査結果について、p7〕

① 暴力行為の発生件数は、全体では、78,787件（前年度72,940件）で前年度より増加した。校種別に暴力行為の発生件数を、前年度と比べてみると、増加したのは小学校で、中学校、高等学校は減少した。

② 暴力行為の対教師暴力、生徒間暴力、器物破壊は前年度と比べてみると増加したが、対人暴力は減少した。

③ 暴力行為が学校管理下で発生した学校数は、12,774校（前年度12,417校）で、全学校数に占める割合は36.2%（前年度35.0%）で前年度より増加した。

④ 加害児童生徒数は、全体では、61,451人（前年度69,319人）で、前年度と比べ減少した。校種別では、小学校、中学校、高等学校いずれも減少した。

3）いじめ

小・中・高等学校および特別支援学校におけるいじめの認知件数は612,496件（前年度543,933件）と前年度より68,563件増加しており、児童生徒1,000人当たりの認知件数は46.5件（前年度40.9件）であった。

① いじめの認知件数を校種別にみると、小学校484,545件（前年度425,844件）、中学校106,524件（前年度97,704件）、高等学校18,352件（前年度17,709件）、特別支援学校3,075件（前年度2,676件）であった。

② いじめを認知した学校数は30,583校（前年度30,049校）、全学校数に占める割合は82.6%（前年度80.8%）であった。

③ いじめの現在の状況で「解消しているもの」の件数の割合は83.2%（前年度84.3%）であった。

④ いじめの発見のきっかけは、最も多かったのは、「アンケート調査など学校の取組により発見」は54.2%（前年度52.8%）で、「本人からの訴え」は17.6%（前年度18.3%）、「学級担任が発見」は10.4%（前年度10.6%）であった。

⑤ 児童生徒からのいじめの相談の状況としては、「学級担任に相談」が80.8%（前年度80.1%）で最も多かった。

⑥ いじめの態様のうちパソコンや携帯電話等を使ったいじめは17,924件（前年度16,334件）で、いじめの認知件数に占める割合は2.9%（前年度3.0%）であった。

⑦ いじめ防止対策推進法第28条第1項に規定する重大事態の発生件数は723件（前年度602件）であった。

表7-3　令和元年度　いじめの実態調査結果

		令和元年度	平成30年度	平成30年度との比較
いじめの認知件数(件)	小学校	484,545	425,844	58,701
	中学校	106,524	97,704	8,820
	高等学校	18,352	17,709	643
	特別支援学校	3,075	2,676	399
	合計	612,496	543,933	68,563
いじめを認知した学校数（校）		30,583	30,049	534
いじめの現在の状況で「解消しているもの」の件数の割合（％）		83.2％	84.3％	-1.1％
いじめの発見のきっかけ(%)	アンケート調査など学校の取組により発見	54.2％	52.8％	1.4％
	本人からの訴え	17.6％	18.3％	-0.7％
	学級担任が発見	10.4％	10.6％	-0.2％
いじめられた児童生徒の相談の状況「学級担任に相談」（％）		80.8％	80.1％	0.7％
いじめの態様のうちパソコンや携帯電話等を使ったいじめ（件）		17,924	16,334	1,590
	いじめの認知件数に占める割合（％）	2.9％	3.0％	-0.1％
重大事態の発生件数		723	602	121

（注）平成25年度からは高等学校に通信制課程を含める。

〔出典：文部科学省（2020）令和元年度 児童生徒の問題行動・不登校等生徒指導上の諸課題に関する調査結果について、p23他より岡本作成〕

（注）平成25年度からは高等学校に通信制課程を含める。

図7-2　いじめの認知（発生）件数の推移

〔出典：文部科学省（2020）令和元年度 児童生徒の問題行動・不登校等生徒指導上の諸課題に関する調査結果について、p25〕

4）不登校

　不登校児童生徒数は181,272人（前年度164,528人）で前年度より16,744人増加している。不登校児童生徒の割合は1.9％（前年度1.7％）であった。

　また、高等学校における不登校生徒数は50,100人（前年度52,723人）で、前年度より2,623人減少している。不登校生徒の割合は1.6％（前年度1.6％）であった。

　不登校の要因の主なものは、「無気力・不安（33.8％）」、「生活リズムの乱れ・遊び・非行（15.0％）」、「いじめを除く友人関係をめぐる問題（12.1％）」の順で多い。

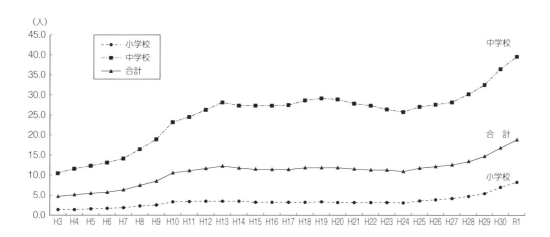

図7-3　不登校児童生徒の割合の推移（1,000人当たりの不登校児童生徒数）

（注）調査対象：国公私立小・中学校（小学校には義務教育学校前期課程、中学校には義務教育学校後期課程及び中等教育学校前期課程、高等学校には中等教育学校後期課程を含む。）
〔出典：文部科学省（2020）令和元年度 児童生徒の問題行動・不登校等生徒指導上の諸課題に関する調査結果について、p71〕

5）自殺

　小・中・高等学校から報告のあった自殺した児童生徒数は317人（前年度332人）で、15人減少している。

①　自殺した児童生徒数は、小学校4人（前年度5人）、中学校91人（前年度100人）、高等学校222人（前年度227人）である。

②　自殺した児童生徒が置かれていた状況として「いじめの問題」があった児童生徒は10人（前年度9人）である。

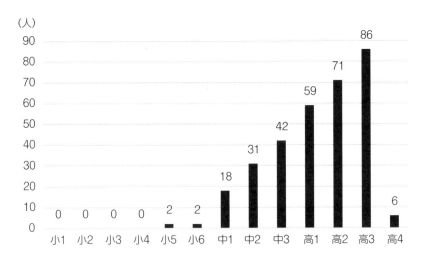

図7-4　令和元年度の児童生徒の自殺の状況

〔出典：文部科学省（2020）令和元年度 児童生徒の問題行動・不登校等生徒指導上の諸課
題に関する調査結果について、p124〕

図7-5　児童生徒の自殺状況

〔出典：文部科学省（2020）令和元年度 児童生徒の問題行動・不登校等生徒指導上の諸課題に関する調査結
果について、p123〕

6）保健室利用状況

⑴　保健室利用状況を校種別に上位順

　保健室利用状況を校種別に上位順に取り上げてみた。小学校、中学校、高等学校に共
通に順位が高かったのは「発達障がい（疑いを含む）に関する問題」「友達との人間関

表7-4　校種別養護教諭が過去1年間に把握した心の健康に関する問題等（児童生徒1,000人あたりの人数）

		小学校			中学校			高等学校	
第1位	発達障がい（疑いを含む）に関する問題	24.2		友達との人間関係に関する問題	22.3		友達との人間関係に関する問題	16.3
第2位	友達との人間関係に関する問題	12.9		発達障がい（疑いを含む）に関する問題	21.2		発達障がい（疑いを含む）に関する問題	8.9
第3位	いじめに関する問題	7.4		家族との人間関係に関する問題	9.8		家族との人間関係に関する問題	8.8
第4位	家族との人間関係に関する問題	3.4		いじめに関する問題	7.7		過換気症候群	3.6
第5位	児童虐待に関する問題	2.6		リストカット等の自傷行為に関する問題	4.3		過敏性腸症候群	3.2
第6位	教職員との人間関係に関する問題	1.5		過換気症候群	3.7		その他	2.9
第7位	その他	0.8		教職員との人間関係に関する問題	3.0		過敏性腸症候群の心身症に関する問題	2.8
第8位	過敏性腸症候群の心身症に関する問題	0.7		児童虐待に関する問題	2.7		教職員との人間関係に関する問題	2.8
第9位	過換気症候群	0.5		過敏性腸症候群の心身症に関する問題	2.6		不眠等の睡眠障害に関する問題	2.7
第10位	不眠等の睡眠障害に関する問題	0.5		不眠等の睡眠障害に関する問題	2.5		精神疾患（統合失調症、うつ等疑いを含む）に関する問題	2.6
第11位	精神疾患（統合失調症、うつ等疑いを含む）に関する問題	0.3		過敏性腸症候群	2.1		リストカット等の自傷行為に関する問題	2.4
第12位	リストカット等の自傷行為に関する問題	0.3		その他	2.0		性に関する問題	2.0
第13位	拒食や過食等の摂食障害に関する問題	0.3		精神疾患（統合失調症、うつ等疑いを含む）に関する問題	2.0		いじめに関する問題	1.8
第14位	性に関する問題	0.3		性に関する問題	2.0		拒食や過食等の摂食障害に関する問題	1.1
第15位	過敏性腸症候群	0.3		拒食や過食等の摂食障害に関する問題	0.9		児童虐待に関する問題	1.1

〔出典：（公財）日本学校保健会（2018）保健室利用状況に関する調査報告書（平成28年度調査結果）、p15（元にして岡本作成）〕

係に関する問題」「家族との人間関係に関する問題」であった。小学校、中学校では、「児童虐待に関する問題」「教職員との人間関係に関する問題」で他者による訴えがあった。中学校では「リストカット」「過換気症候群」、高等学校では「過換気症候群」「過敏性腸症候群」等のメンタルでの訴えが上位を占めた。

⑵　1日あたりの保健室利用者

　1日あたりの保健室利用者を学年別・性別にみると、小学校、中学校、高等学校別では、小学校で6年、中学校高等学校で3年とそれぞれ最上学年で多く、また、女子が多かった。

図7-6　1校当たりの1日平均の保健室利用者数（学年別・性別）

〔出典：(公財) 日本学校保健会（2018）保健室利用状況に関する調査報告書（平成28年度調査結果)、p19（岡本一部改変)〕

(3)　保健室利用者の来室理由

　保健室利用者の来室理由で最も多いのは「けがの手当」、次いで「体調が悪い」、「友達関係」の順で多かった。

図7-7　保健室利用者の来室理由（学校種別）

〔出典：(公財) 日本学校保健会（2018）保健室利用状況に関する調査報告書（平成28年度調査結果)、p22（元にして岡本作成)〕

⑷　**保健室登校**

　保健室登校について日本学校保健会によると児童生徒が「常時保健室にいるか、特定の授業に出席できても、学校にいる間は主として保健室にいる状態」とし、また、「保健室に隣接する部屋にいて、養護教諭が対応している場合も保健室登校とする」としている。

①　保健室登校の有無

　保健室登校の有無では、小学校32.4％、中学校36.5％、高等学校36.8％、全体では34.0％が有であった。

図7-8　平成27年10月から平成28年9月までの保健室登校の有無（学校種別・全体）

〔出典：(公財) 日本学校保健会 (2018) 保健室利用状況に関する調査報告書（平成28年度調査結果）、p10（岡本一部改変）〕

②　保健室登校開始時期

　保健室登校開始時期は、小学校、中学校、高等学校のいずれも9月が最も多かった。

図7-9　保健室登校の開始時期（学校種別）

〔出典：(公財) 日本学校保健会 (2018) 保健室利用状況に関する調査報告書（平成28年度調査結果）、p11（岡本一部改変）〕

③　保健室登校からの復帰

　　保健室登校していた児童生徒が教室への復帰した割合は、小学校44.1％、中学校32.3％、高等学校43.3％であった。教室に復帰するまでに要した日数は小学校50.3日、中学校47.1日、高等学校30.3日であった。

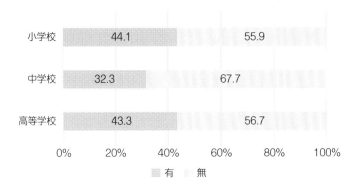

図7-10　保健室登校した児童生徒の教室復帰の割合

〔出典：（公財）日本学校保健会（2018）保健室利用状況に関する調査
報告書（平成28年度調査結果）、p12（岡本一部抜粋）〕

④　教育相談の連携

　　都道府県・指定都市教育委員会および市町村教育委員会による教育相談の件数は、都道府県・指定都市教育委員会は256,285件（前年度255,404件）、市町村教育委員会769,812件（前年度797,872件）であった。併せて1,026,097件（1,053,276件）で前年度に比べ27,179件減少した（表7-5）。

表7-5　都道府県・指定都市および市町村における相談形態別教育相談件数

(単位：件)

	来所相談	電話相談	訪問相談	巡回相談	SNS等を活用した相談	令和元年度計	平成30年度計
都道府県・指定都市における相談形態別教育相談件数	42,520	162,166	7,063	24,064	20,472	256,285	255,404
市町村における相談形態別教育相談件数	366,211	213,687	102,092	76,090	11,732	769,812	797,872
計	408,731	375,853	109,155	100,154	32,204	1,026,097	1,053,276

〔出典：文部科学省（2020）令和元年度 児童生徒の問題行動・不登校等生徒指導上の諸課題に関する調査結果について、p125、p127 より岡本作成〕

② 心のケア

1）自然災害とストレス

　文部科学省は、児童生徒が犯罪に遭ったり事件、事故に巻き込まれたり自然災害等に遭遇して強い恐怖や衝撃を受けた場合、その後の成長や発達に大きな障害が生じることがあるため、参考事例を通して「児童生徒の心のケア」への理解が深められるよう『児童生徒の心のケアのために－災害や事件・事故発生時を中心に－』を作成した（2010（平成22）年7月）。そこでは、児童生徒に現れやすいストレス症状の健康観察のポイント（表7-6）、急性ストレス障害（ASD）と外傷後ストレス障害（PTSD）の健康観察のポイント（表7-7）について述べられている。

⑴　**児童生徒に現れやすいストレス症状の健康観察のポイント**

　児童生徒は、自分の気持ちを自覚していないことや言葉でうまく表現できないことが多く、心の問題が行動や態度の変化や頭痛・腹痛などの身体症状となって現れることが多いため、きめ細かな観察が必要である。危機発生時の心身の健康観察のポイントとして、表7-7のようなことが考えられる。

⑵　**急性ストレス障害（ASD：Acute Stress Disorder）と外傷後ストレス障害（PTSD：Posttraumatic stress disorder）の健康観察のポイント**

　災害等に遭遇した後に現れることが多い反応や症状として不安感、絶望感、ひきこもり、頭痛、腹痛、食欲の不振などが挙げられる。事故等に児童生徒等が遭遇すると、恐怖や喪失体験などにより心に傷を受け、そのときの出来事を繰り返し思い出したり遊びの中で再現するなどの症状に加え、情緒不安定、睡眠障害などが現れ、生活に大きな支障を来すことがある。こうした反応は誰にでも起こり得ることであり、ほとんどは、時間の経過とともに薄れていくが、このような状態が事故等の遭遇後3日から1か月持続する場合を「急性ストレス障害（Acute Stress Disorder 通称ASD）」、1か月以上長引く場合を「心的外傷後ストレス障害（Post Traumatic Stress Disorder 通称PTSD）」という。事故等の発生直後から支援を行いPTSDの予防と早期発見に努めることが大切である。また、事故等の遭遇後まもなくASDの症状を呈し、それが慢性化してPTSDに移行するケースのほか最初は症状が目立たないケースや症状が一度軽減した後、2～3か月後に再び発症するケースもあることから、なるべく長期にわたって心のケアを実施することが大切である。また、被害児童生徒等の保護者や教職員にも自らの心身の不調に対し鈍感になる傾向から心のケアが必要になることがある。被害児童生徒等にとっては、

表7-6　子どもに現れやすいストレス症状の健康観察のポイント

体の健康状態	心の健康状態
・食欲の異常（拒食・過食）はないか ・睡眠はとれているか ・吐き気・嘔吐が続いてないか ・下痢・便秘が続いてないか ・頭痛が持続していないか ・尿の回数が異常に増えていないか ・体がだるくないか	・心理的退行現象（幼児返り）が現れていないか ・落ち着きのなさ（多弁・多動）はないか ・イライラ、ビクビクしていないか ・攻撃的、乱暴になっていないか ・元気がなく、ぼんやりしていないか ・孤立や閉じこもりはないか ・無表情になっていないか

〔出典：文部科学省（2012）子どもの心のケアのために－災害や事件・事故発生時を中心に－、p21〕

表7-7　外傷後ストレス障害（PTSD）の健康観察のポイント

体の健康状態	心の健康状態
持続的な再体験症状	・体験した出来事を繰り返し思い出し、悪夢を見たりする ・体験した出来事が目の前で起きているかのような生々しい感覚がよみがえる〈フラッシュバック〉等
体験を連想させるものからの回避症状	・体験した出来事と関係するような話題などを避けようとする ・体験した出来事を思い出せないなど記憶や意識が障害される（ボーッとするなど） ・人や物事への関心が薄らぎ、周囲と疎遠になる等感情や緊張が高まる
覚せい亢進症状	・よく眠れない、イライラする、怒りっぽくなる、落ち着かない ・物事に集中できない、極端な警戒心を持つ、ささいなことや小さな音で驚く等

〔出典：文部科学省（2012）子どもの心のケアのために－災害や事件・事故発生時を中心に－、p22〕

周囲にいる保護者や教職員が精神的に安定していることが大切である。周囲の者は自分自身の心身の状態を常に意識して早目に休息したり、心のケアが必要なことを自覚したときは専門家に相談する。

　なお、心のケアが長期にわたって必要になることがあるため、被害児童生徒等が進学や転校した場合においても心の健康状態の把握や支援体制等を継続して行うよう、学校間で引継ぎ等の連携を十分に図っておくことも必要である。

2）虐待

⑴　児童虐待の実態

　児童虐待は、年々増加しており社会問題となっている。児童虐待は、心身の成長や人

格形成に大きな影響を与え、心身の成長を著しく妨げる重大な要因となっている。

　そのため、平成12（2000）年に「児童虐待防止に関する法律」が制定され、児童に対する虐待の禁止、児童虐待の予防・早期発見、国・地方公共団体の責務、児童虐待を受けた子どもの保護や支援などについて規定し、施策の充実が図られている。

⑵　児童虐待の相談件数

　平成30年度の厚生労働省の調査によると、全国の児童相談所の相談対応件数は159,850件であり、平成２年度の1,101件に比べると約145倍に当たる（図7-11）。また、平成16年度に児童虐待防止法が改正され、通告義務が「虐待を受けた」子どもから、「虐待を受けたと思われる」子どもまで拡大したことや国民や関係機関に児童虐待の認識が高まったことなどが要因となって増加していることも推測される。

⑶　児童虐待の相談内容別件数

　児童虐待には、①身体的虐待、②ネグレクト（保護の怠慢ないし拒否）、③心理的虐待、④性的虐待がある。虐待の相談内容別件数は、身体的虐待が14,712件（42.7％）で最も多く、次いで「ネグレクト（保護の怠慢ないし拒否）」12,911件（37.5％）、心理的虐待5,797件（16.8％）、性的虐待1,052件（3.1％）である。

⑷　学校における児童虐待への対応

　児童虐待は、早い時期に発見し適切な対応をすることによって子どもの被害を最小限にくい止めることが重要である。学校における教職員、なかでも養護教諭は職務上けがや身体的不調など心身の多様な健康問題で保健室を訪れる子どもの対応に当たっていることから、身体的な虐待や心理的な虐待などを発見しやすい立場にあり、児童虐待の早期発見・早期対応にその役割がある。

図7-11　児童相談所における児童虐待相談対応件数（厚生労働省）

児童虐待防止法においては、学校および教職員に求められている役割は次のように規定されている。

① 児童虐待の早期発見に努めること（努力義務）【第5条】

② 虐待を受けたと思われる子どもについて、児童相談所等へ通告すること（義務）【第6条】

③ 虐待を受けた子どもの保護・自立支援に関し、関係機関への協力を行うこと（努力義務）【第8条】

④ 虐待防止のための子どもへの教育に努めること（努力義務）【第5条】

　等について規定されている。

(5) 児童虐待の対応

　体の不調を訴えて頻回に保健室に来室する子どもや不登校傾向の子ども、非行や性的な問題行動を繰り返す子どもの中には、虐待を受けているケースもある。こうした場合は児童虐待があるかもしれないという視点を常にもち、相談活動などを通じて早期発見、早期対応に努めていく必要がある。養護教諭は職務の特質から、児童虐待を発見しやすい立場にあると言える。健康診断では、身長や体重測定、内科検診、歯科検診等を通して子どもの健康状況を見ることで、外傷の有無やネグレクト状態であるかどうかなどを観察できる。また救急処置では、不自然な外傷から身体的な虐待を発見しやすい。

　疑わしい外傷を見た場合は、児童虐待防止法第6条に基づき、虐待が疑われた時点で速やかに、市町村もしくは児童相談所に通告することが求められる。発見時点の安全および継続的な安全を確保することが重要である。

3）自殺

(1) 子どもの自殺の実態と対応

　1998年以来わが国では年間自殺者数が3万人を超え、深刻な社会問題となっている。しかし子どもの自殺は、決して多くはない（2％）。

　子どもの自殺の原因は時にはいじめが唯一の原因となっている場合もあるが、様々な複雑な要因からの結果であるといえる。子どもが経験しているストレス、心の病、家庭的な背景、独特の性格傾向、衝動性などといった背景がある。このため、教職員が知識と理解を深め、そのサインを見逃さないことが予防にもつながる。

　複雑な背景がある子どもの自殺予防のためには、教職員一人の対応や努力では十分な成果が上がらない。学校全体で取り組み、家庭、地域、児童相談所などの関係機関の協

力のもとでの対応が求められる。

(2)　自殺の心理

自殺はある日突然、何の前触れもなく起こるというよりも、長い時間かかって徐々に危険な心理状態に陥っていくことが多い。次のような共通点を挙げることができる。

① ひどい孤立感

「誰も自分のことを助けてくれるはずがない」「居場所がない」「皆に迷惑をかけるだけだ」としか思えない心理に陥っている。

② 無価値感

「私なんかいない方がいい」「生きていても仕方がない」と思い込む。その典型的な例が幼い頃から虐待を受けてきた子どもたちであり、愛される存在としての自分を認められた経験がないため、生きている意味など何もないという考えに陥る。

③ 強い怒り

自分の置かれているつらい状況をうまく受け入れることができず、やり場のない気持ちを他者への怒りとして表す場合がみられるが、その怒りが自分自身に向けられたとき自殺の危険は高まる。

④ 苦しみが永遠に続くという思い込み

自分が今抱えている苦しみはどんなに努力しても解決せず、永遠に続くという思いで絶望的な感情に陥る。

⑤ 心理的視野狭窄

自殺以外の解決方法が全く思い浮かばなくなる心理状態である。

(3)　自殺の危険因子

子どもの周りにいる大人たちは、子どもが自殺に追いつめられる前に、自殺の危険性に気づくことが重要である。次に自殺の危険因子を示した。

① 自殺未遂

飛び降りたり、薬を少し余分に服用したり手首自傷（リストカット）をしたりと、死に直結しない自傷行為の場合であっても、その後、適切なケアを受けられないと、長期的には自殺によって生命を失う危険が高まる。

② 心の病

自殺の危険の背後にうつ病、統合失調症、パーソナリティ障害、薬物乱用、摂食障害などが潜んでいることがある。発症が疑われる場合には、専門家の助言を求めることが大切である。

③　安心感のもてない家庭環境

　　自殺の危険の背後に虐待、親の養育態度の歪み、頻繁な転居、兄弟姉妹間の葛藤といった安心感のもてない家庭環境を認めることがある。

④　独特の性格傾向

　　自殺の危険が高まりやすい性格として、未熟・依存的、極端な完全癖、反社会的などが挙げられる。

⑤　喪失体験

　　離別、死別（とくに自殺）、失恋、病気、けが、急激な学力低下、予想外の失敗など、自分にとってかけがえのない大切な人や物や価値を失うなどがある。大人からは、たいしたことがないように思われる苦しみや悩みなども、軽く扱ったり、安易に励ましたりするのではなく、子どもの立場になって考えることが大切である。

⑥　孤立感

　　大人は自分の家庭以外にも、自分自身の親や兄弟姉妹、職場の人間関係、学生時代の友人、趣味の仲間など生活圏が多岐にわたっているが、子どもの場合は、人間関係が家庭と学校を中心とした限られたものになっている。そのなかで問題が起きると、子どもには大きなストレスとなる。とくに思春期には、友だちの存在が大きな意味を持っている。仲間からのいじめや無視によって孤立感を深めることは、心の悩みを引き起こす。時には、そのような不安を隠そうとしていつも以上に元気そうにふるまう場合もみられる。

⑦　安全や健康を守れない傾向

　　自殺はある日突然、何の前触れもなく起こると考えられがちであるが、それに先立って自分の安全や健康を守れないような事態がしばしば生じている。それまでとくに問題のなかった子どもが事故や怪我を繰り返すようなことがあれば、無意識的な自己破壊の可能性もあるので、注意を払う必要がある。

⑷　対応の原則

　　子どもの自殺の危険に対処するには、子どもたちがあらわす変化の背景にある意味の一つひとつを丁寧に理解しようとすることが大切である。

　　自殺の危険が高まった子どもへの対応においては、次のようなTALKの原則が求められる。

Tell ：言葉に出して心配していることを伝える
　　　　例）「死にたいくらい辛いことがあるのね。とってもあなたのことが心配だわ」
Ask ：「死にたい」という気持ちについて、率直に尋ねる
　　　　例）「どんなときに死にたいと思ってしまうの？」
Listen ：絶望的な気持ちを傾聴する：死を思うほどの深刻な問題を抱えた子どもに対しては、
　　　　子どもの考えや行動を良し悪しで判断するのではなく、そうならざるを得なかった、
　　　　それしか思いつかなかった状況を理解しようとすることが必要である。そうすること
　　　　で、子どもとの信頼関係も強まる。徹底的に聴き役にまわるならば、自殺について話
　　　　すことは危険ではなく、予防の第一歩になる。これまでに家族や友だちと信頼関係を
　　　　持てなかったという経験があるために、助けを求めたいのに、救いの手を避けようと
　　　　したり拒否したりと矛盾した態度や感情を表す子どももいる。不信感が根底にあるこ
　　　　とが多いので、そういった言動に振り回されて一喜一憂しないようにすることも大切
　　　　である。
Keep safe：安全を確保する：危険と判断したら、まずひとりにしないで寄り添い、他からも適切
　　　　な援助を求めるようにする。

⑸ 対応の留意点

① ひとりで抱えこまない。

② 急に子どもとの関係を切らない。

③ 「秘密にしてほしい」という子どもへの対応　保護者に、過剰な反応やその正反対
　に無視するような態度をとらずに子どもの心のうちを理解してほしいと訴える。

④ 手首自傷（リストカット）への対応

⑹ 子どもに必要な自殺予防の知識

　自殺の危険の高い子どもへの対応をよりスムーズにするには、日常から次のような教
育を行うことが大切である。

① ひどく落ちこんだときには相談する。

　ひどく落ちこんで解決が難しいと思われる問題が起こったとき、もちろん自分の力
で乗り越えようとすることは大切である。しかし、人に相談できることも生きていく
うえですばらしい能力だということを説いておく。

② 友だちに「死にたい」と打ち明けられたら、信頼できる大人につなぐ。

③ 自殺予防のための関係機関について知っておく。

引用参考文献

1) 文部科学省「令和元年度 児童生徒の問題行動・不登校等生徒指導上の諸課題に関する調査結果について」2020

2) 日本学校保健会「保健室利用に関する調査報告書」2016

3) 厚生労働省「児童相談所における児童虐待相談対応件数」2018
https://www.mhlw.go.jp/content/11901000/000533886.pdf

4) 厚生労働省「子ども虐待による死亡事例等の検証結果等について（第15次報告）、平成30年度の児童相談所での児童虐待相談対応件数及び「通告受理後48時間以内の安全確認ルール」の実施状況の緊急点検の結果」2019

5) 津島ひろ江編集代表　岡本陽子「養護活動の展開」2020

6) 児童生徒の自殺予防に関する調査研究協力者会議（2009）「教師が知っておきたい子どもの自殺予防」のマニュアル及びリーフレットの作成について、文部科学省Webサイト
https://www.mext.go.jp/b_menu/shingi/chousa/shotou/046/gaiyou/1259186.htm
（2021.2.9アクセス）

7) 文部科学省「養護教諭のための児童虐待対応の手引」2009

8) 文部科学省「教師が知っておきたい子どもの自殺予防」2009

③　新型コロナ対応様式とその対応

1）「新型コロナウイルス感染症に対応した持続的な学校運営のためのガイドライン」から[1]

⑴　「心の健康」とその対応

　新型コロナウイルス感染症については長期的な対応が求められることが見込まれる状況の中、児童生徒の心の健康とその対応においては、「新しい生活様式」を意識しながら取り組んでいくことが求められる。

⑵　児童生徒等の心身の状況の把握と感染者等に対する偏見や差別への対応

　学級担任や養護教諭等を中心としたきめ細かな健康観察等を行い、スクールカウンセラー・スクールソーシャルワーカー等の関係教職員がチームとして組織的に対応する。

　感染者、濃厚接触者とその家族、医療従事者等とその家族等に対しては、発達段階に応じた指導を行うことなどを通し、偏見や差別が生じないようにする。

2）新型コロナ対応様式の学校における養護教諭の役割

　新型コロナウイルス感染症との長期戦は、「新しい生活様式」の順守を基本とするが、このような行動制限に伴う日常生活の変化が、人々の心や体の健康に与える影響（感染に対する不安や恐怖、人との交流が制限されることによる孤独や寂しさ等による心の脆弱化等）も　懸念されている[2]。学校においては、手洗い、換気、咳エチケット、環境消毒などの「感染予防対策」や、「社会的距離対策」等の保健管理を行うとともに、子どもたちの心のケアや「安心」を高める保健教育が求められる。

　養護教諭は、職務の特質[3]から、児童生徒の心身の健康問題を発見しやすい立場にあるといわれている[4]。養護教諭の役割としては、新型コロナ対応様式の学校における児童生徒の（心の）健康課題を的確に早期発見し、課題に応じた支援を行うことのみならず、全ての児童生徒が生涯にわたって健康な生活を送るために必要な力を育成するための取組を、他の教職員と連携しつつ、日常的に行うことが重要である[5]。

3）新型コロナ対応様式の中で、子どもたちや保護者、教職員に伝えたいこと[6]

⑴　子どもたちに伝えたいこと[6]

①　現在の状況に関する説明および、感染拡大防止のために気をつける。

②　心の健康を維持・回復できる能力（レジリエンス）を働かせる生活を送る。

・規則正しい生活（食事、睡眠）を送る。

・適度な運動やリラックスできる時間をとる（リラックス呼吸法等のセルフケア）。

・不安をあおりがちなメディアに接する時間を減らす。

・家族や親せき、友人などの親しい人と話す時間をもち、孤立しない。

・ストレスに伴う心理的な反応について気をつける。

③　感染に関するいじめをしない。

⑵　保護者に伝えたいこと

　保護者の過剰な不安感は、子どもの不安を高める。適切な予防方法を伝え、子どもの不安や心配な気持ちに寄り添い、感染の危険をコントロールできるという感覚を持たせることが、不安を減らすことにつながるということを伝えていくことが必要である[7]。

⑶　教職員に伝えたいこと

　児童生徒や保護者に直接かかわる教職員に、新型コロナウイルス感染予防対応に伴う「心の健康」とその対応について啓蒙・資料提供をおこなうことは、子どもたちへ心の健康問題出現への早期対応、未然防止につながる。

例）「学校や家庭での児童生徒への対応例」の資料提供（急に泣いたり怒ったりした時や身体的反応が現れた時、学習意欲が減退した時等の対応例）[8]。

4）新型コロナ対応様式と健康相談及び心のケア

⑴　「対象者の把握（相談の必要性の判断）」

　＊いつもと違う様子の変化（サイン）に気づく。特に、隔離や自宅待機になった児童生徒や基礎疾患を持つ児童生徒等はリスクが高い。

例）眠れない・食欲なし・体調不良の継続（来室記録）、欠席増加（健康観察表）、過剰な手洗いや消毒の実施（担任からの情報）等。

⑵　「健康問題の背景の把握」

　＊様々な活動の変容が求められる状況の中、子どもたちは心身ともにストレスを受けている。心理社会的要因、環境要因等、多角的な視点で背景を把握し、分析する。

例）休校をきっかけに何をするのも億劫になった（医学的要因）、部活動の試合が中止になり目標を失った（心理社会的要因）、母（二人暮らし）が失業（環境要因）等。

⑶　問題の性質の見極め（心のケアが必要な場合、医療機関への連携が必要な場合等）

　＊ストレス症状が大きく心のケアを必要とする子どもに対しては、①安心できる環境を整える、②じっくり話を聴く（受容・共感）、③子どもの置かれている状況を想像しながら対応を一緒に考えることが求められる。

図7-12　さまざまなストレス反応[9]

〔出典：小林朋子等（2010）支援者のための災害後のこころのケアハンドブック、静岡大学防災総合センター、p4〕

⑷　「校内組織による支援方針・支援方法の検討（支援チーム）」

　児童生徒の状況を関係する教職員で共有・連携し、組織的に支援する。気になる症状が１か月以上続く、悪化するなどの場合は、スクールカウンセラー等の専門家や医療機関と連携する。

⑸　「支援の実施と評価」

　遅れてストレス症状が出たり、１年後など節目となるタイミングでストレス症状がぶり返したりすることがある。支援方針の評価・見直しを行いながら、長期的に子どもの経過を見守る。

５）新型コロナ対応様式と保健学習における「心の健康教育」

　心の健康教育の進め方に関しては、保健体育や、総合的な学習の時間、特別活動（学級活動）、道徳の時間等と関連付け、新型コロナ対応様式の対応を行う中で、子どもたちに伝えたいこと〔３〕－⑴参照〕についての指導内容を検討する。

例）「新型コロナウイルスの３つの顔を知ろう！〜負のスパイラルを断ち切るために〜」[10]

の資料を参考に、新型コロナウイルスの３つの感染症「病気」、「不安」、「差別」について知り、自分にできることは何かを考える。

引用参考文献

１）文部科学省（2020）新型コロナウイルス感染症に対応した持続的な学校運営のためのガイドライン
https://www.mext.go.jp/a_menu/coronavirus/mext_00049.html（2020.10.21アクセス）

２）川畑輝子・村中峯子・中村正和（2020）ヘルスプロモーション研究センター作成教材「コロナに負けない！新型コロナ長期戦に向けた心と体づくり」の紹介、月刊地域医学、Vol.34 No.9

３）日本学校保健会(2012)学校保健の課題とその対応－養護教諭の職務等に関する調査結果から－、p65

４）文部科学省（2011）教職員のための子どもの健康相談及び保健指導の手引、p6

５）文部科学省（2017）児童生徒の心身の健康の保持増進に向けた取組、現代的健康課題を抱える子供たちへの支援〜養護教諭の役割を中心として〜、p1

６）日本児童青年精神科・診療所連絡協議会（2020）新型コロナウイルスに対する学校でのメンタルヘルス支援パッケージ
https://jascap.info/2020/03/11/（2020.10.21アクセス）

７）NASP（アメリカ学校心理士会)・NASN（アメリカ学校看護師会)（2020）新型コロナウイルス（COVID-19）について子どもに話す（保護者向け情報）、日本学校心理士会・日本学校心理学会　石隈利紀監訳　飯田順子・池田真依子・西山久子・渡辺弥生翻訳
schoolpsychology.jp/info/info-covid/2020/200310-short.pdf（2020.10.21アクセス）

８）新潟市教育委員会（2020）子どもの心身のケアハンドブック〜いつもと違う子どもの言動に気を配る
https://www.city.niigata.lg.jp/iryo/kenko/yobou_kansen/kansen/covid- /care_handbook.pdf（2020.10.21アクセス）

９）静岡県臨床心理士会・被害者支援委員会ハンドブック作成ワーキンググループ（2010）さまざまなストレス反応、学校現場・養護教諭のための災害後のこころのケアハンドブック
http://www.shizuoka.ac.jp/th_earthquake/eq20120403_careedu.html（2020.10.21アクセス）

10）日本赤十字社　新型コロナウイルス感染症対策本部（2020）新型コロナウイルスの３つの顔を知ろう！〜負のスパイラルを断ち切るために〜
http://www.jrc.or.jp/activity/saigai/news/200326_006124.html（2020.10.21アクセス）

参考資料

筑波大学医学医療系災害・地域精神医学講座筑波大学附属病院　茨城県災害・地域精神医学研究セ
　　ンター（2020）新型コロナウイルス感染症（COVID-19）に関するこころのケアについて
　　www.hosp.tsukuba.ac.jp/care.html（2020.10.21アクセス）

日本赤十字社（2020）感染症流行期にこころの健康を保つために～隔離や自宅待機により行動が制
　　限されている方々へ～
　　http://www.jrc.or.jp/activity/saigai/pdf/（2020.10.21アクセス）

国立研究開発法人国立成育医療研究センターこころの診療部（2020）学校関係のみなさまへ学校再
　　開にむけて
　　https://www.ncchd.go.jp/news/2020/e8a9b2d58f72a6aa8eb10c79cd8c89aacd15291e.pdf
　　（2020.10.21アクセス）

第8章 性の教育

学習の目標

1. 学齢期における性行動の実態から、性に関する教育の必要性について学習する。
2. 学校における性教育の学習・指導は、各教科と関連し系統席に学習指導要領に基づき実施されているが、実施における学校、家庭や地域と連携して実施することを学習する。
3. 性は人権的な要素を含んでおり、多様性があり、人格形成教育の内容として学ぶ。

① 性の教育・指導

　学齢期における心身の成長において、性に関する発育発達は特別な位置付けがある。それは、性的な心身の発達は自身のアイデンティティ形成に関係し、教育基本法の目的である「人格形成」においても重要な教育内容であるといえる。しかしながら学校現場では、心身の成長発達のアンバランスや、社会背景による性的な刺激や行動から、多様な性に関する考え方や問題も生じている。これらのことから、性における人権尊重を教育の柱として、学校が家庭・地域と連携しながら行う性教育が今求められている。

1）児童生徒の性行動をめぐる傾向
　（第8回青少年の性行動全国調査2017年[1] より）

　児童生徒の性は分極化している。青少年の性行動全国調査は40余年にわたり8回実施され、性行動と性意識の変化をその背景から要因を解明している。

⑴　**性経験について**

① 　デート経験は、中学生28.1％、高校生56.7％、大学生70.6％であり、経験率は過去最低基準となった。中学生は女子の経験率が高い結果となった（図8−1）。
② 　キス経験率は、中学生11.1％、高校生35.9％、大学生56.7％であり、経験率は低下傾向にある。性差では中学生・高校生・大学生では1981年以降女子の経験率が男子を上回る結果となった（図8−2）。
③ 　性交経験は、中学生4.1％、高校生16.5％、大学生41.9％であり、経験率は低下傾向

図8-1　デート経験率

図8-2　キスの経験率

図8-3　性交の経験率

〔出典：日本性教育協会（2019）第8回青少年の性行動調査 https://www.jase.faje.or.jp/jigyo/youth.html（2020.12.25アクセス）〕

にある（図8-3）。

④　性に対するイメージは、中学生では否定的なイメージをもっており、高校生男子は肯定的イメージの割合が高いが、女子は過半数が否定的イメージを持っている。大学生では、高校生に比べ肯定的イメージが増加しているが、女子における性に対する否定的イメージが増大しており、男女間のイメージの差異が広がっている。

⑤　性的な関心の有無は、男子の割合が高いが、その割合も低下している。

⑥　性教育の評価は、中学生男子では役に立つと感じた割合は低下し、女子では「あまり役に立たない」回答が増加している。高校生の女子では、肯定的な評価が多くなってきたが、大学生では否定的な評価が半数に達している。

⑦　中学校における性教育内容で「性交」を「性的接触」とする曖昧な取り扱いから、

性教育に対する評価が下がった。

⑧　第8回調査のまとめ

　　性の行動については、不活発化が見られ二極化している。中学校・高等学校を経て、大学生になると50％が性経験者である。大学生においてはそれまでの学校における性教育は役に立たないと否定的な評価となっている。このことから、学習指導要領における避妊などの扱い、性感染症予防など性教育が現実とは異なることが想定された結果となっている。

(2)　**今日の性教育の課題**

①　性感染症の予防

　　性教育において妊娠を取り上げているが、性交を教えない教育であるために、性感染症について教える機会がない。近年女性の梅毒感染患者が増加している。

②　男女共同参画社会化

　　性的な人権意識が定着しつつあるが、既に存在する社会生活の中で男女差は無意識の中に存在している。家族や社会制度の中で共同参画意識は多様であり、過渡期である。

③　多様なセクシュアリティ

　　性の多様性が明らかになり、性的マイノリティ者の困難感に対し理解し肯定的な考え方を社会が行うようになったが、当事者の相談機関は十分ではない。

④　望ましい人間関係の構築―セルフエステーム、アイデンティティ

　　自尊感情や自己を大切にする人間関係性が、性に対する考えの根底にある。性に関する自己決定権の構築は弱く、女性は受け身とする性行為が行われている。

2）教育課程における性教育の実際

　　性に関する教育は、学習指導要領を基に小学校では体育科、中学校は保健体育科、高等学校では保健科で実施されている。また同時に教科として理科・社会科・家庭科・道徳科、総合的な学習の時間などで実施されている。特別活動では、身近な心身の健康管理に関する指導も実施されている[3) 4) 5)]。

(1)　**性に関する指導のねらい**

　　学校教育の一環として行う性教育⇒生きる力を育む教育として位置づけ、自分自身を大切にする価値観と正しい知識に基づいて主体的に思考・判断し、適切に行動できる能力を育てることを目標としている。

○学校全体で共通理解を図りつつ、体育科、保健体育科などの関連する教科、特別活動等において、発達の段階を踏まえ、心身の発育・発達と健康、性感染症等の予防などに関する知識を確実に身に付けること、生命の尊重や自己及び他者の個性を尊重するとともに、相手を思いやり、望ましい人間関係を構築することなどを重視し、相互に関係づけて指導することが重要である。また、家庭・地域との連携を推進し保護者や地域の理解を得ること、集団指導と個別指導の連携を密にして効果的に行うことが重要である。

中央教育審議会答申（性についての正しい理解）

(2)　体育科及び保健体育科での保健の指導

※発達の段階に応じて系統的に位置づけ、指導方法や教材を工夫する。

小学校３・４年：「体の発育・発達」思春期の体の変化、初経・精通

中 学 校：「心身の機能の発達と心の健康」生殖機能の成熟と行動

　　　　　：「健康な生活と疾病の予防」エイズ・性感染症の予防、感染経路

高等学校：「生涯を通じる健康」思春期の性的成熟変化から、行動に対する責任や異性を尊重する態度、健康な結婚生活

　　　　　：「現代社会と健康」エイズ・性感染症の予防のための行動

(3)　特別活動における指導

※集団活動を通して、当面する課題を自ら解決していけるように指導の工夫をする

小 学 校：「心身ともに健康で安全な生活態度の形成」

中 学 校：「男女相互の理解と協力」「思春期の不安や悩みの解決、性的な発達への適応」

高等学校：「男女相互の理解と協力」「生命の尊重と心身共に健康で安全な生活態度や規律ある生活習慣」

(4)　総合的な学習の時間及び総合的な探求の時間

※横断的・探求的な学習を通じて「自己の生き方」「自己の在り方生き方」を考えるための資質・能力の育成を目指す。探求課題として「福祉・健康」があり、性に関する内容を取り上げている。

(5)　特別の教科道徳

小 学 校：人との関わりに関すること、友情、信頼

中 学 校：異性の特性や違いを理解して尊重し、望ましい人間関係を構築する

(6)　学校教育における性に関する指導とその考え方[6]

性に関する指導は、年間指導計画を作成し、学校全体で共通理解を図る。また、子ど

もの実態を把握し、学習指導要領に示された内容に即した教材を工夫する。子どもの心身の成長は個人差があり、集団指導と個別指導の内容を考え、効果的に行うことが必要である。

さらに実施については、保護者に対し授業公開や、学年だよりの情報提供等により、家庭・地域の連携を推進し、性教育の理解を得ることが必要である。

3）多様な性、性的マイノリティを含めた教育

2013年文部科学省が全国の学校調査を行った結果、身体的な違和感を持って学校で相談を受けている人数は、606人であった。性は男性女性の2通りではなく、体と心、好きになる性は様々であり多様である（図8-4）。

2016年に性同一性障がいや性的思考・性自認に係る児童生徒に対するきめ細やかな対応策として、文部科学省から教職員向けの資料を作成・公表が行われた。対象となる児童生徒は、成長に伴い発来する性的な体の変化に対し悩みを持ち、インターネットなどの知識を拠所とし、行動に対する偏見や差別、自殺念慮など、深刻な状況が明らかになってきた。その結果特別な配慮の一つとしての対応に伴い、学校ではカミングアウトなどの相談体制が作られ、本人の意思を尊重した医療や福祉につなぎやすい状況が生まれてきている。以下に指導資料の内容を記載した。

図8-4　電通ダイバーシティ・ラボ（DDL）による「多様な性」[7]

〔出典：（株）電通 ダイバーシティ・ラボ（2019）ニュースリリース https://dentsu-ho.com/articles/6435（2020.12.15アクセス）〕

文部科学省初等中等教育局児童生徒課長「性同一性障害にかかる児童生徒に対するきめ細やかな対応の実施等について」通知（平成27年4月30日）[8]

〈性同一性障害にかかる児童生徒についての特有の支援〉

① 学校における支援体制（サポートチーム）による情報共有と理解の進展

② 医療機関との連携（当事者の保護者の意向により）

③ 学校生活の各場面での支援（先入観の解消、個別に応じた対応、専門機関の意向に沿う）

④ 卒業証書等（学齢簿：戸籍の記載に基づき行う、卒業後法に基づく変更後の証明書発行は不利益にならない対応をする）

⑤ 児童生徒と保護者の関係（悩みを軽減し問題行動未然防止のため保護者と十分話し合う）

⑥ 教育委員会等の支援（教員、管理職、学校医、養護教諭等の研修とサポート体制支援）

〈性同一性障害に係る相談体制の充実〉

① 学級・ホームルームにおいて、いかなる理由でもいじめや差別を許さない適切な生徒指導・人権教育等を推進すること。

② 教職員は悩みや不安を抱える児童生徒のよき理解者となる。

③ 該当者は秘匿にしておきたい場合を踏まえ、日頃より相談環境を整えておく。

④ 教職員自身の性的マイノリティな言動を慎む。（戸籍と異なる服装や髪形である場合など）

⑤ 教職員が児童生徒から相談を受けた場合、まずは悩みや不安を聞く姿勢が重要である。

表8-1　学校における支援の事例

項目	学校における支援の事例
服装	自認する性別の制服・衣服や、体操着の着用を認める。
髪型	標準より長い髪形を一定の範囲で認める（戸籍上男性）。
更衣室	保健室・多目的トイレ等の利用を認める。
トイレ	職員トイレ・多目的トイレの利用を認める。
呼称の工夫	校内文書（通知表を含む）を児童生徒が希望する呼称で記す。 自認する性別として名簿上扱う。
授業	体育又は保健体育において別メニューを設定する。
水泳	上半身が隠れる水着の着用を認める（戸籍上男性）。 補習として別日に実施、又はレポート提出で代替する。
運動部の活動	自認する性別の係る活動への参加を認める。
修学旅行等	一人部屋の使用を認める。入浴時間をずらす。

これらの周知資料は教職員向けに作成されて、2016年全国の教育機関に対応の実施を意図して配布された。文部科学省の学校教育における性に関する取扱いは、学校全体で共通理解を図り、保護者の理解を得ることや、集団指導と個別指導の内容の区別など計画的な実施を求めている。同時に、義務教育段階における指導においては、児童生徒の発達段階を踏まえた配慮や、教育の中立性の確保における指導の目的や内容、取り扱い方の適正化の必要性を求めている。

4）まとめ

　学校における性教育は、「生きる力」の教育としても重要であるが、全国調査結果から性教育が役に立ったと答えた大学生の割合が少ないことは、教育機関における性教育の温度差があることが明らかである。今日インターネットの普及により多様な情報が簡単に手に入れやすくなっているが、情報による誤認も生じている。性に関する内容は過去では表現を慎む状況であったが、現在では人が生きる肯定的な行動として取り扱われ、性の教育は生きる力やアイデンティティの形成において重要な意味を持っている。しかしながら、個人の欲求でのみ行う性行動や表現は容認されない。学校においては幼少期からの人権教育の一環として正しい性知識の教育を行うとともに、心身の発達に応じた多様な個人に対する相談体制の構築が必要である。また、児童生徒の自己肯定感が低い状況が見られる場合は、他者を尊重する意識に関係しており、性的な差異のみを取り上げるのではなく、幼少期からの人権教育の位置づけが求められると考える。さらに、数見のいう[9]「教員は教育者として性の教育力やスタンス」を、自らも身に着ける学びが必要であると考える。

〈性教育のスタンス〉
① 　思春期は精神的身体的にも未熟であり不安定な時期であるが、身体的な変化と共に自分を見つめなおし、悩み、乗り越えそして成熟した人間を目指して成長する時期である。
② 　思春期・青年期の性行動は、基本的に自己判断・自己決定であるが、責任を伴う判断能力や見通しを決定する行動の理解をもたせる。
③ 　大人は受けてこなかった人権的な性教育を子どもとともにまなび、性は種族保存とともに、人が人らしく生きる心の完成を目指すものである。
④ 　性行為は基本的に成熟した信頼しあった人間が、大人（責任ある行動ができる成熟

　した人間）の行為として互いの豊かな生き方を求め合う行為であると指導する。

⑤　基本的に相手への思いやりが前提である。

⑥　多様な性に対する考え方があることを、肯定的にとらえる態度を育成する。

引用参考文献

1 ）日本性教育協会（2019）「若者の性」白書　第 8 回青少年性行動全国調査報告書、小学館

2 ）内閣府（2019）令和元年版子供・若者白書、全国官報販売協同組合

3 ）文部科学省（2018）小学校学習指導要領、東洋館出版

4 ）文部科学省（2019）中学校学習指導要領、東山書房

5 ）文部科学省（2019）高等学校学習指導要領、東山書房

6 ）教員養成系大学保健協議会編（2020）学校保健ハンドブック、ぎょうせい、pp114-121

7 ）（株）電通（2019）DDLセクシャルマイノリティマップ

　　https://www.dentsu.co.jp/news/release/2019/0110-009728.html （2020.9.30アクセス）

8 ）文部科学省（2015）性同一性障害に係る児童生徒に対するきめ細やかな対応の実施等について

　　https://www.mext.go.jp/b_menu/houdou/27/04/1357468.htm （2020.9.30アクセス）

9 ）数見隆男編（2010）10代の性をめぐる現状と性の学力形成、鴨川出版

② 性の教育の実際

1）中学1年性教育「思春期の心」

(1) 主題設定の理由

　思春期は子どもから大人へと心も体も大きく変化する。それはその後続く長い成人期を左右するほど影響力を持つ人生の大切な節目だと言える。体の変化（二次性徴）に追いつかない心の変化（反抗・甘え・自尊心の混乱）、友だちや大人等の人間関係や社会を見つめる視点も変化していく。また同時に、自分を客観視することで、自分の振る舞いや自分が人にどのように思われているのかということに不安を抱え、葛藤することも多く見られる。そこで自分と向き合い、自分を理解し、人とつながることで他者理解ができ、多様な生き方を考え認め合えるようにさせる。

(2) 指導のねらい

・人の発達図から、思春期が人生で一番大きな節目であることを理解させる。

・自分の心や体、人との関係の変化に向き合わせ、思春期の入り口にいることを理解させる。

・自分は将来どんな大人になっていくのか、将来に対して希望を抱かせる。

(3) 学習過程

	資料
１．導入 **「人間の発達図（人生テープ）」から思春期を確認する。** ・思春期は人の一生で大きな節目である。 ・今自分は思春期の入り口にいる。 ・思春期の年齢は10 ～ 15歳くらい。	絵「人間の発達図」 カード プリント 「思春期って何？」
２．展開 **「あるあるチェック」で今の自分と向き合い自分を理解してみよう。** ・自分をより深く知るためにチェックする。 **小学生の頃と比べ、どのような心の変化が生じてきたか考えてみよう。** ・心の変化を発表させる。	プリント 「あるあるチェック」 プリント 「思春期の心の特徴」

・悩んでいるのは自分だけでなく、同じような悩みを抱えて、思春期を過ごしている友だちがいる。 **イライラや反抗・異性への関心などの心の変化はなぜおこるのだろうか。** ・分類した心の変化についてその原因や背景を考える。 　目立ちたい・おしゃれ・親や先生への反抗・イライラ・不安・異性への関心など。 ・性ホルモンと心の関係について知る。	プリント 「ホルモンと脳の発達の関係」
3．まとめ **これからの生き方を考える。** ・気持ちのおもむくままに行動していったらどうなるのか、その影響を考える。 **不安をおさえ、セロトニンを殖やす生活について知る。** ・心の中で、モヤモヤしたもの、心配していたことを解決する方法を知らせる。	プリント 「不安とセロトニン」

2）中学2年性教育「恋する心を考えよう」

⑴　主題設定の理由

　思春期は人に恋する時期であり、交際にあこがれを抱く生徒が多い。異性を好きになる。同性を好きになる。今はまだどちらも選ばない。それは自分で決めることである。またこの時期の生徒たちは、自分勝手な行動をとりやすく、それが、思わぬ人間関係のひずみへと発展する場合もある。お互いに相手を理解し合って、自分自身も高まるような交際のあり方を考え、男女に限らず、人間関係そのものも幅広く考えられるような意識を育てる。

⑵　指導のねらい

・思春期の子どもたちの「性」への関心の高まりをとらえ、互いの人格を認め合えるような交際について考え、理解する。それぞれの考え方に違いがあることを知り、自分の想いだけでなく相手の想いをも大切にしながら、よりよい人間関係をつくっていく。どんな生き方をしてもいいし、誰を好きになってもいいことを理解する。

(3) 学習過程

	資料
1．導入 「思春期」にはどのような変化が表れるのか確認する。 ・思春期には「体の変化」があり、「心の変化」がある。 　心の変化の中に好きな人ができたらということはないだろうか。	カード「思春期」 　　　　「体の変化」 　　　　「心の変化」
2．展開 思春期の心の変化の中には「好きな人ができる」ということがあるが、なぜだろう。このことについて考えてみよう。 本能「旧皮質」がふれあいたい、キスしたい、セックスしたいという性欲を感じる。理性「新皮質」が、冷静に相手をもっと知りたい、話をしたい。とコントロールする。 どうして人を好きになるのか。 (HLAの違うもの同士が惹かれ合う) 研究例を提示する。 HLAとは自と他を認識するマーカー分子で血液型よりももっとたくさんの種類の遺伝子情報をもつ。好きになるタイプは異性とは限らない。同性同士もある。 好きな人ができたらどんなふうにしたいか。 ・どうやって伝えるか。携帯電話、メール、手紙、直接言う、誰かに頼む。 つき合うとはどういうことを言うのだろう。 人によって「つき合う」中身が違う。考えや想い（ハートの大きさ）が違う。 読んでもらいたい絵本紹介　班で感想を話し合い、発表する。	カード「好きな人ができる」 絵「本能と理性」 カード「HLA」 絵「ハート」 絵本「そのままのキミがすき」木村裕一作
3．まとめ ・行動をコントロールするのは自分自身。 ・相手はもちろん自分も大きな傷を負わないために行動選択には責任が伴う。 ・良い恋愛ばかりではない。失敗したときは一人で悩まない。	絵「恋愛てんびん」 生き方は多様で自分で決める

引用参考文献

1）東京都教育委員会（2019）性教育の手引

2）札幌市教育委員会（2016）性に関する指導の手引

3）加藤慶・渡辺大輔（2012）セクシュアルマイノリティをめぐる学校教育と支援 増補版－エンパワメントにつながるネットワークの構築にむけて－、開成出版

4）中塚幹也（2017）封じ込められた子ども、その心を聴く－性同一性障害の生徒に向き合う、ふくろう出版

5）きむらゆういち（著）、高橋和枝（イラスト）（2017）そのままのキミがすき、あすなろ書房

第9章　保健室

学習の目標

1．保健室経営の必要性について学習する。

2．養護教諭の主な職務内容と、保健室の機能を生かした学校保健における保健室経営
  の位置づけを学習する。

3．児童生徒の健康課題解決を目指した保健室経営の実際を学習する。

(1) 保健室経営

1) 保健室経営

　保健室経営とは、各種法令、当該学校の教育目標及び学校保健目標などを受け、その
具現化を図るために、保健室の経営において達成されるべき目標をたて、計画的・組織
的に運営するために作成される計画である。

　近年、保健室利用は増加傾向にあり、多様化・複雑化する児童生徒が抱える現代的な
健康課題については、養護教諭が専門性を生かしつつ中心的な役割を果たすことが期待
されている。養護教諭に求められるのは、児童生徒の心身の保持増進に関して保健室を
拠点として健康な生活を送るために、児童生徒に必要な力を培うことである。児童生徒
の心身の課題解決には計画的に組織力を生かした保健室経営計画を作成し、教職員保護
者等と適切に連携し保健室経営にあたる必要がある。

2) 保健室経営計画とは

(1)　**保健室経営計画の必要性**

①　学校の教育目標や学校保健目標の具現化を図るための保健室経営を、計画的、組織
  的に進めることができる

②　児童生徒の健康課題の解決に向けた保健室経営計画（課題解決型）を立てることに
  よって、児童生徒の健康課題を全職員で共有することができる

③　保健室経営計画を教職員や保護者等に周知することによって、理解と協力が得やす
  くなり、効果的な連携ができる

④　保健室経営計画を立てることによって、養護教諭の職務や役割を教職員等に啓発していく機会となる

⑤　保健室計画の自己評価及び他者評価（教職員等）を行うことにより総合的な評価ができるとともに課題がより明確になり、次年度の保健室経営に生かすことができる

⑥　養護教諭が複数配置の場合には、お互いの活動内容の理解を深めることができ、効果的な連携ができる

⑦　異動による引継ぎが、円滑に行われる等

(2)　保健室経営計画の作成

①　学校保健計画と保健室経営計画

　　学校保健計画は全職員が取り組む総合的な基本計画であるのに対し、保健室経営計画は、学校保健計画を踏まえた上で、養護教諭が中心になって取り組む計画である。

②　保健室の機能

　　養護活動の拠点となっている保健室は学校保健活動のセンターとしての役割がある。保健室の機能としては学校保健安全法からは「健康診断」、「健康相談」、「保健指導」、「救急処置」であり、ほかに、「発育測定」、「保健情報センター」、「保健組織活動のセンター」などの機能が求められる。保健室経営に当たっては、養護教諭の職務（役割）や保健室の機能を十分考慮した上で、効果的な計画を立てることが大切である。

(3)　養護教諭の職務（役割）と保健室の機能

①　養護教諭の職務

　　養護教諭の職務については、救急処置、健康診断、疾病予防などの保健管理、保健教育、健康相談、保健室経営、保健組織活動などの養護教諭の専門領域における職務内容が5項目に整理された。

②　養護教諭に求められている役割

　　近年の動向を踏まえて養護教諭に求められている役割として

　　1）学校内及び地域の医療機関等との連携を推進する上でコーディネーターの役割

　　2）養護教諭を中心として関係教職員等と連携した組織的な健康相談、保健指導、健康観察の充実

　　3）学校保健センター的役割を果たしている保健室経営の充実（保健室経営計画の作成）

　　4）いじめや児童虐待など子どもの心身の健康問題の早期発見、早期対応

　　5）学級（ホームルーム）活動における保健指導をはじめ、TTや兼職発令による保

健学習などへの積極的な授業参画

6）健康・安全に関わる危機管理への対応

救急処置、心のケア、アレルギー疾患、感染症等

図9-1　保健室経営の構造図

〔出典：（公財）日本学校保健会（2015）保健室経営計画作成の手引 平成26年度改訂、p6〕

⑷　保健室経営計画の作成手順（例）様式例と作成のポイント

令和○○年度　○○学校　保健室経営計画

養護教諭　○○○○

図9-2　保健室経営計画の作成手順（例）様式例と作成のポイント

〔出典：（公財）日本学校保健会（2015）保健室経営計画作成の手引 平成26年度改訂、p13（一部改変）〕

保 健 室 経営目標	保健室経営目標達成のための 具体的な方策 (※…評価の観点)	自己評価	他 者 評 価						
		到達度	向けて今後に	理由/今後に	いつ	だれから	方法	到達度	意見・助言等

保 健 室 経営目標	保健室経営目標達成のための具体的な方策 (※…評価の観点)	自己評価 他者評価
＊重点目標と関連を図った保健室経営の達成目標を立てて記載する。 【作成に当たっての留意点】 ◇主な健康課題の中で、より緊急度やニーズの高い課題を優先する。 ◇今年度重点的に取り組むものを記載する。 （目標としてあげている事項だけを実施するという意味ではない。）	＊保健室経営の目標達成のためにその年度、重点的に取り組む具体的な手立てを記載する。 ＊実施後、自己評価・他者評価をする際の指標となるよう、評価の観点を記載する。 【作成に当たっての留意点】 ◇保健室の機能を十分考慮する。 ◇各目標に対し、養護教諭としての取組事項を記載する。 ◇「保健管理・保健教育・健康相談・保健室経営・保健組織活動」の枠組みに沿って整理するとわかりやすい。（5項目全てを書き込むという意味ではない。） ◇保健室経営計画は、短年度の計画である。1年間に実施できる範囲で、何を行うかが分かるように具体的に記入する。 ◇養護教諭の役割や、教職員及び関係者との連携における評価の観点を明確にしておく。	＊保健室経営の目標や方策について振り返り、今後（次年度）の課題を明らかにするために、どのような観点・指標で、誰が、いつ、どのように評価するかを記載する。 【作成に当たっての留意点】 ◇保健室経営の目標に対する達成の状況について「経過評価」及び「結果・成果評価」を行う。 ◇客観的なデータによる評価も取り入れる。 ◇自己評価だけでなく、他者評価（保健主事・教職員・児童生徒等）も取り入れる。
【Point】 ＊「○○をして～の充実を図る」の表記を用いると分かりやすい。 ＊どのような手立てで取り組むのかを大枠でとらえ目標に入れ込む。 ＊個人の目標ではないので「～に努める」の表現は使わない。		【Point】 ＊到達度 「よくできた」「ほぼできた」「あまりできなかった」「まったくできなかった」の4件法で評価する。 ＊いつ 評価の時期を具体的に明記する。〈例〉「実施後」「学期末」「年度末」等 ＊だれから だれが評価をするのかを明記する。〈例〉「児童生徒」「教職員」「学級担任」「保護者」「学校保健委員会参加者」等 ＊方法 どのような方法で評価をするのか明記する。〈例〉「ワークシート」「アンケート」「聞き取り」「評価シート」等
【Point】 ＊前年度の評価の結果や保護者、学校医、スクールカウンセラー等関係者からの意見や助言、アンケート結果などを踏まえて、計画に反映させる。	【Point】≪評価の観点について≫ ＊「目標の裏返しが評価の観点」であることを念頭に置き設定する。 ○具体的な方策を実施できたか。 ○実践の中でねらいを達成できたか。 ＊評価の観点は一つから三つくらいまでとする。	
保健室経営目標に対する総合評価		1　2　3　4

〈総評と次年度への課題〉
【Point】
＊養護教諭が行う自己評価と、関係者による他者評価を総合し、1年間の実践の総評を文章表記し次年度の計画立案に生かす。

【Point】
＊各方策の到達度を総合した評価を記入する欄を設ける。（到達度と同様に4件法）

＊評価に関しては、計画段階では記載がないため簡略化しているが、実際は評価用に別立てで評価シートを作成するなどして実施することが望ましい。

図9-3　保健室経営計画の作成手順（例）様式例と作成のポイント〈続き〉

〔出典：(公財) 日本学校保健会 (2015) 保健室経営計画作成の手引 平成26年度改訂、p14（一部改変）〕

⑸ **保健室経営計画の評価方法**

① 評価の観点

　保健室経営計画に基づいて適切に評価を行うことで保健室経営の改善、発展の鍵となる。保健室経営計画の評価は、養護教諭自身による自己評価と教職員等による他者評価の両方で行うことが適切である。自己評価は養護教諭の取り組みを対象として行い、保健室経営目標がどの程度達成できたか、具体的な方策が実施できたか。他者評価は保健室経営目標がどの程度達成できたか学級担任等の関係職員にアンケートや聞き取り、児童生徒の振り返りカード等で行い客観的なデータで評価する。また、経過評価結果と成果評価結果等も適宜実施し総合評価に生かすことが求められる。総合評価では次年度への課題を明確にし、改善策を作成し、教職員へフィードバックしていくことが重要である。

② 評価の観点例

　〇計画は適切であったか

　〇計画に基づいて遂行できたか

　〇昨年度の評価結果が生かされたか

　〇目標が達成できたか

　〇教職員の役割分担は適切であったか

　〇教職員の共通理解と協力が得られたか

　〇保護者の理解と協力が得られたか

　〇学校医等の理解と協力が得られたか

　〇地域の関係機関の理解と協力が得られたか

引用参考文献
1）日本学校保健会（2016）保健室経営計画作成の手引　改訂版

② 保健室経営の実際

令和２年度　○○小学校　保健室経営計画

学校教育目標
互いに認め合い 共に学び合う子どもの育成

学校経営方針
～体力、健康・安全意識の向上～ ◆体力の向上・体力テストの結果をもとに、体育の授業を工夫し、体力向上を目指す。 ・20分休みや昼休みに、運動場で体を動かして遊ぶ取り組みを行う。 ◆安全指導の徹底・自然災害・不審者・緊急引取に対応した訓練を定期的に実施する。 ・交通安全・薬物乱用防止・防災などの各種教室を開催し、安全に対しての意識の向上を目指す。 ◆基本的生活リズムの定着・改善・養護教諭・栄養教諭・担任が連携し、早寝早起き朝ごはんを基本とした健康指導を行う。 ～心の教育の推進～ ◆きめ細やかな児童理解 ・QU調査やいじめ調査を年に複数回実施し、問題の早期発見・早期対応に取り組む。 ・特別支援コーディネーター・スクールカウンセラーが中心となり、校内のカウンセリング機能の充実を図る。

学校保健目標
自分や他の命やからだを大切にし、健康で規則正しい生活をおくることができる実践力を育む

重点目標	←	児童の主な健康課題
(1) 早寝早起き朝ごはんの指導の充実を図る。 (2) 歯科保健に関する指導の充実を図る。 (3) 精神的要因等で配慮が必要な児童に対して支援の充実を図る。		・ゲーム等を利用することで就寝時間、起床時間が遅い児童がおり、遅刻をする児童も多い。 ・朝食の欠食児童が10％程度いる。（高学年では11.4％） ・う歯の罹患率は低くなったものの、治療していない児童がいる。（R2年度治療率49.5％） ・歯磨きが定着してきているものの、1日3回の歯磨きが実行できない児童が多い。 ・不登校や精神的に不安定な児童が多い。

保健室経営目標達成のための具体的方策	
保健室経営目標	自分や他の命やからだを大切にし、健康で規則正しい生活をおくることができる実践力を育む。

重点目標	目標達成のための具体的な方策
(1) 早寝早起き朝ごはんの指導の充実を図る。	・1年生～3年生までの学年に応じた内容で、学級別に朝食、生活リズムについての指導を行う。（養護教諭、栄養教諭、担任のコラボ授業） ・各学年に応じた内容で、学級別に生活習慣保健指導を行う。 ・指導終了後に授業の振り返りプリントに個別のコメント指導を行う。 ・全学年に対して生活アンケートを実施する。 ・生活アンケートから、担任による個別の指導を行う。 ・ノーゲームデーの設定と目標達成カードでの指導を実施する。（担任） ・各指導に対しての保健だよりを作成し、保護者啓発する。

重点目標	目標達成のための具体的な方策
(2)　歯科保健に関する指導の充実を図る。	・給食後の歯磨きを年間を通じて実施する。 ・年2回のはみがきがんばり習慣を実施する。（染め出しを含む） ・はみがきがんばりカード、チェックカードに個別のコメント指導を行う。（年2回） ・各学年に応じた内容で、学級別に歯科保健指導を行う。 ・全国小学生歯磨き大会へ参加する。（4年生） ・歯科健診の結果より、歯垢・歯肉に課題のある児童に対して、個別の歯磨き指導を実施する。 ・治療率をあげるため、連絡表渡し等で担任より未治療の児童には治療をうけるよう話をする。
(3)　精神的要因等で配慮が必要な児童に対して支援の充実を図る。	・特別支援委員会での具体的支援の検討を行う。 ・医療機関や関係機関と連携する。 ・該当児童に対し、担任等が家庭訪問や電話などにより、連絡を密にとる。 ・保護者との連携を図る。 ・精神不安定や不登校児童の受け入れ態勢を整える。 ・保健室頻回来室の児童、欠席、遅刻が多い児童に対し、よりよい方向に導くため、情報の収集や考察を行い、生活背景や要因を的確に把握し分析する。

到達度：1 よくできた　2 ほぼできた　3 あまりできなかった　4 まったくできなかった

評　　　価			
重点目標	到達度	自己評価 理由	他者評価 理由・今後への意見助言
(1)　早寝早起き朝ごはんの指導の充実を図る。	1 2 3 4		
(2)　歯科保健に関する指導の充実を図る。	1 2 3 4		
(3)　精神的要因等で配慮が必要な児童に対して支援の充実を図る。	1 2 3 4		
保健室経営計画の実施に対する総合評価		1　2　3　4	

【総評と次年度への課題】

【小学校保健室の間取りの実際】

1　学校規模　児童数693人・24学級（特別支援学級3学級を含む）

2　1日の来室人数　約50人（応急処置のみ）

3　保健室関係倉庫には健康診断に必要な器具や校医の椅子、消毒液、トイレットペーパーなどが入っている。

4　公的な書類や健康診断に関わる調査票、問診票、健康調査票などは、また別の倉庫に入れる書庫を用意している。

5　たくさんの児童が来室する保健室を広く、便利に、効率よく使用するために、日常の執務で必要のないものは、別の場所に保管している。

6　掲示板は大小あり、用途別に使っている。

7　コロナ禍のためシーツはこまめに洗濯している。また、布団は年1～2回丸洗いしている。

8　布団乾燥機を使って、布団のダニ予防、乾燥をしている。

むんむん、ぎゅうぎゅう、ガヤガヤを さけるために‥‥

みんなが歯みがきをがんばっているけど しかたない!!

給食後のはみがきをうがいにかえます!!

給食を食べ終わったら<u>ぶくぶくうがい</u>をしよう。
はみがきはできないけど、うがいで食べかすをとってさっぱりしよう。

<u>ぶくぶくうがいのやり方</u>
　口に水をいれて、口の中で水を動かしながらたべかすがとれるようにくちゅくちゅと口の中をすすぎます。
2回くらい繰り返して口の中をきれいにしましょう。

コップを用意しよう

はみがきのかわりにするうがい

　はみがきをしないと「さっぱりしない」と思う人がいっぱいいるとおもいますが、少しの間ちょっとがまんしましょう。その分、朝や夜にしっかり歯みがきをして、むしばや歯肉炎をふせぎましょう。
「家に帰ってすぐに歯みがきをする」「いつもはみがかないけれどおやつの後にしっかりみがく」など工夫をしてみてください。

　手をあらったとき、喉のおくの方をあらううがいはガラガラうがいです。口の中に水を入れて顔をうえにむけ、のどのおくの方に水を流しいれて「あーあー」と声をだすと水がガラガラと音を出します。

てあらいといっしょにするうがい

おうちの方へ
　新型コロナウイルス感染症の影響でさまざまな工夫が必要となってきているようです。本校も校舎の消毒を行い、三密を防ぐ対策や手洗いの声掛け等を行っていきます。その一つに子どもたちのお昼の歯みがきの方法を変えるといったことが必要となってきました。手洗い場での密集や歯みがきでの飛沫が飛ぶことが改善できないと考えます。せっかく、習慣づいてきた給食後の歯みがきですが、「ぶくぶくうがい」に切り替えて指導していきたいと思います。お昼の歯みがきがうがいに変わった分、夜の歯みがきをがんばって、隅々まで磨いてむしばや歯肉炎の予防に努めるようご家庭でもご指導をお願いします。
どうぞご理解いただき、今後ともご協力いただきますようお願いいたします。

ほけんだより

2020.5.25
○○小学校

新型コロナウイルス感染症を予防しよう

新型コロナウイルスはウイルスがついた手で鼻や口をさわったり、すでに新型コロ
ナウイルスに感染している人のつばなどのしぶきがかかったりしてうつります。

かからない!! うつさない!! ためにできること

３つの密をさけましょう

感染を予防するには３つの「密」をさけることが重要です。学校ではどん
なことがあてはまるでしょうか

むんむん

空気の入れかえをしていない「むんむん」
とした場所は危険です。教室はこまめに
空気を入れ替えましょう

✕密閉　空気の入れ替えをしていない

ぎゅうぎゅう

✕密集　たくさんの人があつまる

たくさんの人が集まっている場所も危険です。しばら
くはたくさんの人が集まるイベントは中止になります。

✕密接　近い距離での会話

ガヤガヤ

近い距離でガヤガヤしゃべることも危険です。しばらくはともだち
とじゃれあうのもやめておきましょう。

ほけんだより

2020.5.29
○○小学校

新型コロナウイルス感染症感染予防には
せっけんでの手洗いが大切です。

さぁ、世界のみんなで。
手をあらおう。手をつなごう。

手を洗う時間のめやすは20秒!!

1.てをぬらす

2.せっけんをあわだてる

3.てのひらをこすりあわせる

4.よくこすって

5.つめをてのひらでこす

6.はんたいのつめも

7.おやゆびをにぎってあらう

8.はんたいも

3つの咳エチケット
電車や職場、学校など
人が集まるところでやろう

マスクをしよう!!

他の人にうつさないための工夫も大切です。新型コロナウイルスの流行が終わるまで必ずマスクをして登校しましょう

マスクがない時

とっさの時

マスクを着用する
（口・鼻を覆う）

ティッシュ・ハンカチで
口・鼻を覆う

袖で口・鼻を覆う

毎日、朝と夜
体温をはかろう

新型コロナウイルスは、ほとんどの人は感染してもかるくすみますが、おもい症状で死んでしまう人もいます。お年寄りや病気をもっている人は症状が重くなりやすく、1日ほどで命が危険になることもあります。自分がかからないように予防するのはもちろん大切ですが、人にうつさないようにすることも大切です。

第10章　学校安全・危機管理

学習の目標

1. 学齢期における事故や災害の実態を学ぶ。
2. 学校安全の構造や領域を知り、学校における安全管理について学ぶ。
3. 学校における安全教育について学ぶ。

① 学校安全・危機管理

1) 児童生徒を取り巻く環境

　日本においては、乳幼児期から成人に至るまで、「不慮の事故」が上位3位までに入り、安全管理や安全教育が重要であり学校安全の果たす役割は大きいと言える。

　近年、地震や豪雨などの自然災害、交通事故、新興感染症の流行など児童生徒を取り巻く環境は急激に変化している。加えて、スマートフォンやSNS普及など新たな危機事象も懸念されている。

表10-1　日本人の死因順位別（0～24歳）2019年度

年令（歳）	第1位	第2位	第3位	第4位	第5位
0	先天奇形等	呼吸障害等	不慮の事故	乳幼児突然死症候群	出血性障害等
1～4	先天奇形等	不慮の事故	悪性新生物（腫瘍）	心疾患	インフルエンザ
5～9	悪性新生物（腫瘍）	不慮の事故	先天奇形等	心疾患	インフルエンザ
10～14	悪性新生物（腫瘍）	自殺	不慮の事故	先天奇形等	・その他の新生物＜腫瘍＞ ・心疾患
15～19	自殺	不慮の事故	悪性新生物（腫瘍）	心疾患	先天奇形等
20～24	自殺	不慮の事故	悪性新生物（腫瘍）	心疾患	先天奇形等

〔資料　厚生労働省　令和元年（2019）人口動態統計月報年計（概数）の概況より抜粋[1]〕
呼吸障害等←周産期に特異的な呼吸障害及び心血管障害　先天奇形等←先天奇形、変形及び染色体異常
出血性障害等←胎児及び新生児の出血性障害及び血液障害　心疾患←心疾患（高血圧性を除く）

2）学校管理下で発生した災害

　独立行政法人日本スポーツ振興センターの災害統計結果の学校管理下における災害統計調査結果によると、学校管理下における死因別の発生件数では、「突然死」が一番多い（表10-2）。学校管理下における障害別の発生件数では、「外貌・露出部分の醜状障害」、「視力・眼球運動障害」、「歯牙障害」、「精神・神経障害」が多くを占めている。（表10-3）。

表10-2　令和元年度　学校管理下における死因別の発生件数（2019年度）

死因別	学校種別	小学校（件）	中学校（件）	高等学校等（件）	高等専門学校（件）	幼稚園（件）	幼保連携型認定こども園（件）	保育所等（件）	計（件）	率（%）
突然死	心臓系	2（1）	3（1）	1（0）	0（0）	0（0）	0（0）	0（0）	6（2）	10.71
	中枢神経系（頭蓋内出血）	5（0）	2（0）	5（1）	0（0）	0（0）	0（0）	0（0）	12（1）	21.43
	大血管系など	2（0）	3（2）	2（1）	0（0）	0（0）	0（0）	0（0）	7（3）	12.50
	計	9（1）	8（3）	8（2）	0（0）	0（0）	0（0）	0（0）	25（6）	44.64
頭部外傷		0（0）	4（1）	3（1）	0（0）	0（0）	0（0）	1（0）	8（2）	14.29
溺死		0（0）	0（0）	2（0）	0（0）	0（0）	0（0）	0（0）	2（0）	3.57
頸髄損傷		0（0）	0（0）	0（0）	0（0）	0（0）	0（0）	0（0）	0（0）	0.00
窒息死（溺死以外）		2（1）	4（0）	7（1）	0（0）	0（0）	0（0）	0（0）	13（2）	23.21
内臓損傷		0（0）	0（0）	0（0）	0（0）	0（0）	0（0）	1（0）	1（0）	1.79
熱中症		0（0）	0（0）	0（0）	0（0）	0（0）	0（0）	0（0）	0（0）	0.00
全身打撲		0（0）	4（1）	3（1）	0（0）	0（0）	0（0）	0（0）	7（2）	12.50
電撃死		0（0）	0（0）	0（0）	0（0）	0（0）	0（0）	0（0）	0（0）	0.00
焼死		0（0）	0（0）	0（0）	0（0）	0（0）	0（0）	0（0）	0（0）	0.00
その他		0（0）	0（0）	0（0）	0（0）	0（0）	0（0）	0（0）	0（0）	0.00
計		11（2）	20（5）	23（5）	0（0）	0（0）	0（0）	2（0）	56（12）	100.00
上記のうちの再掲	道路交通事故	0（0）	0（0）	0（0）	0（0）	0（0）	0（0）	0（0）	0（0）	0.00
	列車事故 踏切事故	0（0）	1（1）	1（1）	0（0）	0（0）	0（0）	0（0）	2（2）	3.57
	列車事故 踏切以外の事故	0（0）	0（0）	0（0）	0（0）	0（0）	0（0）	0（0）	0（0）	0.00
	他殺	1（1）	0（0）	0（0）	0（0）	0（0）	0（0）	0（0）	1（1）	1.79
	自殺	1（0）	9（0）	8（1）	0（0）	0（0）	0（0）	0（0）	18（1）	32.14

（注）１．表中（ ）内は、通学中に発生した死亡で、いずれも内数の再掲である。
　　　２．表中の「道路交通事故」は、自転車、自動車（原動機付自転車、自動二輪車を含む）使用中の事故で、自損事故（自賠法の対象とならないもの）のみである。（後略）

〔出典：日本スポーツ振興センター　学校安全部（2019）令和元年度（2019年度）災害共済給付状況、p21
https://www.jpnsport.go.jp/anzen/Portals/0/anzen/kyosai/pdf/R1kyuhu.pdf （2021.3.19アクセス）〕

表10-3　令和元年度　学校管理下における障害別の発生件数（2019年度）

障害種別 ＼ 学校種別	小学校（件）	中学校（件）	高等学校等（件）	高等専門学校（件）	幼稚園（件）	幼保連携型認定こども園（件）	保育所等（件）	計（件）	率（％）
歯牙障害	4	12	47	0	0	0	0	63	17.36
視力・眼球運動障害	9	8	50	0	0	0	0	67	18.46
手指切断・機能障害	4	7	14	0	0	0	0	25	6.89
上肢切断・機能障害	3	3	10	0	1	0	0	17	4.68
足指切断・機能障害	1	1	0	0	0	0	0	2	0.55
下肢切断・機能障害	0	2	8	0	0	0	0	10	2.75
精神・神経障害	5	10	29	0	0	0	0	44	12.12
胸腹部臓器障害	2	4	30	0	0	0	0	36	9.92
外貌・露出部分の醜状障害	27	15	29	1	2	2	3	79	21.76
聴力障害	1	1	3	0	0	0	0	5	1.38
せき柱障害	4	5	6	0	0	0	0	15	4.13
そしゃく機能障害	0	0	0	0	0	0	0	0	0.00
計	60	68	226	1	3	2	3	363	100.00

（注）この表の件数は、傷病が治ゆ・症状固定したときに在籍していた学校種別で集計している。
〔出典：日本スポーツ振興センター　学校安全部（2019）令和元年度（2019年度）災害共済給付状況、p20
https://www.jpnsport.go.jp/anzen/Portals/0/anzen/kyosai/pdf/R1kyuhu.pdf（2021.3.19アクセス）〕

　場合別負傷の発生割合では、小学校では、休憩時間中の発生が半数近くであるのに対し、中学生以上になると課外活動中の発生が半数以上を占めている（図10-1）。

　負傷・疾病における種類別発生割合では、全校種において「挫傷・打撲」が多く、小学校以上では「骨折」、「捻挫」の占める割合が高くなっている（図10-2）。

　負傷・疾病における部位別発生割合では、就学前の幼児は「頭部」、「顔部」が半数以上であるのに対し、小学校以上では「上肢部」、「下肢部」の発生が増える（図10-3）。

　発達段階によって負傷・疾病の発生状況が異なることから、発達段階に合わせた安全対策が必要である。

図10-1　学校管理下における場合別負傷の発生割合（2017年度）

〔出典：日本スポーツ振興センター（2018）学校の管理下の災害 平成30年版、p136〕

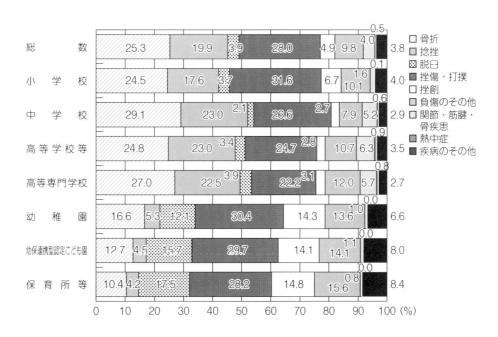

図10-2　学校管理下における負傷・疾病における種類別発生割合（2017年度）

〔出典：日本スポーツ振興センター（2018）学校の管理下の災害 平成30年版、p137〕

159

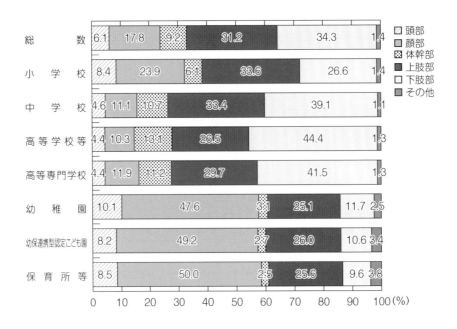

図10-3　学校管理下における負傷・疾病における部位別発生割合（2017年度）

〔出典：日本スポーツ振興センター（2018）学校の管理下の災害 平成30年版、p138〕

3）学校安全

⑴　学校安全の意義と目標

　学校安全の意義は、子どもや教職員に対して、事故、災害の発生の防止、発生時の被害を最小にすることである[4]。学校は、児童生徒等が安全で安心して学べる場であるよう保障をされなければならない。さらには、自他の生命尊重の理念を基盤として、生涯にわたって健康・安全で幸福な生活を送るための基礎を培うとともに、進んで安全で安心な社会づくりに参加し貢献できるような資質・能力を育てるとは、学校教育の重要な目標の一つである[5]。

⑵　学校安全の構造

　学校安全の体系は、主に安全教育、安全管理、組織活動で構成される（図10-4）。安全教育と安全管理は両輪となって進められるものであり、より効果的に行われるために教職員間の連携に加え、家庭や地域の関係機関（者）との連携・協力といった組織活動が欠かせないものとなっている。さらには、危機管理の視点を踏まえた安全教育と安全管理の推進を行っていくことが重要である。

　安全教育は、児童生徒等自身に、日常生活全般における安全確保のために必要な事項

図10-4　学校安全の構造

〔出典：文部科学省（2019）学校安全資料「生きる力」をはぐくむ学校での安全教育改訂2版、p12〕

を実践的に理解し、自他の生命尊重を基盤として、生涯を通じて安全な生活を送る基礎を培うとともに、進んで安全で安心な社会づくりに参加し貢献できるような資質・能力を育成することを目指して行われるものである[5]。

　安全管理は、事故の要因となる学校環境や児童生徒等の学校生活等における行動の危険を早期に発見し、それらを速やかに除去するとともに、万が一、事故等が発生した場合に、適切な応急手当や安全措置ができるような体制を確立して、児童生徒等の安全の確保を図ることを目指して行われるものである[5]。

　組織活動は、安全教育と安全管理を効果的に進めるため、校内組織体制の充実、家庭や地域の関係機関（者）との役割分担の明確化や連携などにより、円滑に進める必要がある。

⑶　**学校安全計画と学校安全の推進に関する計画**

　学校安全は、学校案計画に基づき推進されるものであり、学校保健安全法27条により、学校は、学校安全計画を作成することが定められている。「①安全管理そのものの計画的、合理的かつ円滑な実施のために必要であること②安全教育の目標や各教科等において年間を通じて指導すべき内容を整理して位置付けることにより、系統的・体系的な安全教育を計画的に実施するために必要であること③安全教育、安全管理、組織活動と調整を図り、一体的かつ効果的に実施するために必要であること[5]」の3点に留意して作成する。

　文部科学省は、学校保健安全法に基づき、学校安全の推進に関する施策の方向性と

表10-4　第２次学校安全の推進に関する計画の目指すべき姿と施策目標

１．目指すべき姿
⑴　全ての児童生徒等が、安全に関する資質・能力を身に付けることを目指す。 ⑵　学校管理下における児童生徒等の事故に関し、死亡事故の発生件数については限りなくゼロとすることを目指すとともに、負傷・疾病の発生率については障害や重度の負傷を伴う事故を中心に減少傾向にすることを目指す。
２．施策目標
⑴　学校安全に関する組織的取組の推進 　施策目標１　全ての学校において、管理職のリーダーシップの下、学校安全の中核となる教職員を中心とした組織的な学校安全体制を構築する。 　施策目標２　全ての学校において、学校安全計画及び危機管理マニュアルを策定する。 　施策目標３　全ての学校において、自校の学校安全に係る取組を評価・検証し、学校安全計画及び危機管理マニュアルの改善を行う。 　施策目標４　全ての教職員が、各種機会を通じて、各キャリアステージにおいて、必要に応じた学校安全に関する研修等を受ける。 ⑵　安全に関する教育の充実方策 　施策目標５　全ての学校において、学校教育活動全体を通じた安全教育を実施する。 　施策目標６　全ての学校において、自校の安全教育の充実の観点から、その取組を評価・検証し、学校安全計画（安全管理、研修等の組織活動を含む）の改善を行う。 ⑶　学校の施設及び設備の整備充実 　施策目標７　全ての学校において、耐震化の早期完了を目指すとともに、緊急的に取り組むことが必要な老朽化対策等の安全対策を実施する。 　施策目標８　全ての学校において、地域の特性に応じ、非常時の安全に関わる設備の整備を含めた安全管理体制を充実する。 ⑷　学校安全に関するPDCAサイクルの確立を通じた事故等の防止 　施策目標９　全ての学校において、定期的に学校施設・設備の安全点検を行うとともに、三領域（生活安全・災害安全・交通安全）全ての観点から通学・通園路の安全点検を行い、児童生徒等の学校生活環境の改善を行う。 　施策目標10　全ての学校において、学校管理下における事故等が発生した場合には、「学校事故対応に関する指針」に基づく調査を行う。 ⑸　家庭、地域、関係機関等との連携・協働による学校安全の推進 　施策目標11　全ての学校において、児童生徒等の安全に関する保護者・地域住民との連携体制を構築する。 　施策目標12　全ての学校において、児童生徒等の安全に関する外部専門家や関係機関との連携体制を構築する。

〔出典：文部科学省（2017）第２次学校安全の推進に関する計画より抜粋[6)]〕

具体的な方策を示すものとして、2012年に「学校安全の推進に関する計画」を策定し、2017（平成29）年度からの5年間に「第2次学校安全の推進に関する計画」を策定している（表10-4）。

⑷　学校安全の領域

　学校安全には、「生活安全」、「交通安全」、「災害安全」の3領域とされている。加えて、新型コロナウイルス感染症などの新興感染症の流行や、急速に拡がるスマートフォンやSNSの普及などにより、児童生徒等を取り巻く環境の変化や学校を標的とした新たな危機事象など、児童生徒等や学校を取り巻く危機事象は、時代や社会の変化に伴って出現することから、柔軟に対応することが重要である。

① 「生活安全」：学校・家庭など日常生活で起こる事件・事故を取り扱う。誘拐や傷害などの犯罪被害防止も含まれる。
② 「交通安全」：様々な交通場面における危険と安全、事故防止が含まれる。
③ 「災害安全」：地震・津波災害、火山災害、風水（雪）害等の自然災害に加え、火災や原子力災害も含まれる[2]。

4）安全管理と学校の危機管理

⑴　学校安全管理の考え方

　学校における安全管理は、事故の要因となる学校環境や児童生徒等の学校生活における行動等の危険を早期発見し、速やかな危険因子の除去を行う。万が一事故等の発生時には、応急手当や安全措置が取れる体制を確立することにより児童生徒等の安全の確保を図る必要がある。学校の立地を含む学校環境や児童生徒等の状況など、それぞれの学校の実情に応じた管理が不可欠である。また、同じ環境であっても、その危険性は個人によって同一でないことにも十分留意する必要がある。

　学校保健安全法第27条において安全点検の計画と実施が義務付けられており、通常使用する施設及び設備の点検を行い、支障がある場合は、校長はすみやかに改善を図り、改善が難しい場合は、学校の設置者に対し、その旨を申し出るものとされている。日常的な安全点検は教職員が行う。また、遊具や防火シャッターなどについては、点検業者など専門家による定期的な点検も必要である。

表10-5　学校安全の種類、時期・方法、対象

安全点検の種類	時間・方法等	対　象	法的根拠等
定期の安全点検	毎学期1回以上 計画的に、また教職員全員が組織的に実施	児童生徒等が使用する施設・設備及び防火、防災、防犯に関する設備などについて	毎学期1回以上、幼児、児童、生徒又は学生が通常使用する施設及び設備の異常の有無について系統的に行わなければならない（規則28条第1項）
	毎月1回 計画的に、また教職員全員が組織的に実施	児童生徒等が多く使用すると思われる校地、運動場、教室、特別教室、廊下、昇降口、ベランダ、階段、便所、手洗い場、給食室、屋上など	明確な規定はないが、各学校の実情に応じて、上記（規則28条第1項）に準じて行われる例が多い
臨時の安全点検	必要があるとき ・運動会や体育祭、学芸会や文化祭、展覧会などの学校行事の前後 ・暴風雨、地震、近隣での火災などの災害時 ・近隣で危害のおそれのある犯罪（侵入や放火など）の発生時など	必要に応じて点検項目を設定	必要があるときは、臨時に、安全点検を行う（規則28条第2項）
日常の安全点検	毎授業日ごと	児童生徒等が最も多く活動を行うと思われる箇所について	設備等について日常的な点検を行い、環境の安全の確保を図らなければならない（規則29条）

〔出典：文部科学省（2019）学校安全資料「生きる力」をはぐくむ学校での安全教育改訂2版、p55〕

（2）　危機管理マニュアルの考え方（危険等発生時対処要領）

　危機管理マニュアルは、学校保健安全法第29条により、学校が作成するものとされている。危機管理マニュアルは、学校安全計画を踏まえて、自校の危機管理を具体的に実行するための必要な事項や手順等を示したものである。また、万が一学校管理下で危険等が発生した際には、教職員が円滑かつ的確な対応を図るためにも作成する。作成にあたっては、①教職員の役割等の明確化、②児童生徒等の安全を確保する体制の確立、③全教職員の共通理解が重要である。作成後も、訓練等の結果を踏まえた検証・見直しを行う必要がある。併せて、保護者や地域、関係機関への周知、地域全体で安全確保のための体制整備を行うことが重要である（図10-5）。

図10-5　危機管理マニュアルの作成・見直し・手順[7]

[出典：文部科学省（2018）学校の危機管理マニュアル作成の手引、p2]

(3) 災害共済給付制度の利用

独立行政法人日本スポーツ振興センターでは、義務教育諸学校、高等学校、高等専門学校、幼稚園、幼保連携型認定こども園、高等専修学校及び保育所等の管理下における災害に対し、災害共済給付（医療費、障害見舞金又は死亡見舞金の支給）を行っている。また、給付申請内容を集計・分析した学校事故に関する情報の提供を行っている。

学校は、これらの情報を参考にして事故防止に努める必要がある。

表10-6　災害共済給付の対象となる災害の範囲

災害の種類		災害の範囲
負傷		その原因である事由が学校の管理下で生じたもので、療養に要する費用の額が5,000円以上のもの
疾病		その原因である事由が学校の管理下で生じたもので、療養に要する費用の額が5,000円以上のもののうち、文部科学省令で定めているもの ・学校給食等による中毒　・ガス等による中毒　・熱中症　・溺水 ・異物の嚥下又は迷入による疾病　・漆等による皮膚炎 ・外部衝撃等による疾病　・負傷による疾病
障害		学校の管理下の負傷又は上欄の疾病が治った後に残った障害で、その程度により、1級から14級に区分される
死亡		学校の管理下において発生した事件に起因する死亡及び上欄の疾病に直接起因する死亡
	突然死	運動などの行為に起因する突然死
		運動などの行為と関連のない突然死

〔出典：日本スポーツ振興センターWebサイト https://www.jpnsport.go.jp/anzen/saigai/seido/tabid/84/Default.aspx（2021.2.4アクセス）〕

5）安全教育

安全教育は、日常生活全般における安全確保のために必要な事項を実践的に理解し、自他の生命尊重を基盤として、生涯を通じて安全な生活を送る基礎を培うとともに、進んで安全で安心な社会づくりに参加し貢献できるような資質・能力を育成することを目指す。児童生徒等や学校、地域の実態及び児童生徒等の発達の段階を考慮して学校の特色を生かした目標や指導の重点を計画し、教育課程を編成・実施していくことが重要である[5]。

<安全教育で目指す資質・能力>[5]

○様々な自然災害や事件・事故等の危険性、安全で安心な社会づくりの意義を理解し、安全な生活を実現するために必要な知識や技能を身に付けていること。（知識・技能）

図10-6　小学校高学年における保健教育の体系

〔出典：文部科学省（2017）小学校学習指導要領（平成29年告示）解説 体育編、p153〕

○自らの安全の状況を適切に評価するとともに、必要な情報を収集し、安全な生活を実現するために何が必要かを考え、適切に意思決定し、行動するために必要な力を身に付けていること。（思考力・判断力・表現力等）

○安全に関する様々な課題に関心をもち、主体的に自他の安全な生活を実現しようとしたり、安全で安心な社会づくりに貢献しようとしたりする態度を身に付けていること。（学びに向かう力・人間性等）

引用参考文献

1）厚生労働省（2019）人口動態統計月報年計（概数）の概況

2）日本スポーツ振興センター（2019）災害共済給付状況

3）日本スポーツ振興センター（2018）「学校管理下の災害【平成30年度版】」

4）渡邉正樹（2020）「第15章学校安全　第2節学校安全の意義」、学校保健ハンドブック第7次改訂版、教員養成系大学保健協議会編、ぎょうせい

5）文部科学省（2019）学校安全資料「生きる力」をはぐくむ学校での安全教育

6）文部科学省（2017）「第2次学校安全の推進に関する計画」

7）文部科学省（2018）「学校の危機管理マニュアル作成の手引」

8）日本スポーツ振興センター　災害給付

https://www.jpnsport.go.jp/anzen/saigai/seido/tabid/84/Default.aspx（2021.2.4アクセス）

② 新型コロナ対応様式の避難訓練の実際

【降雨期における緊急時児童引き渡し訓練の実際】

1　学校の規模

　　児童数　668人・23学級（特別支援学級3学級を含む）教職員数　49名

2　日　　　程

　　令和2年6月17日（水）14：40 〜 15：25

3　ね ら い

　　⑴　降雨期における大雨警報や土砂災害警報などが出た際に、児童が自分の命を自
　　　分で守るために安全な行動をとることができるようにする。

　　⑵　コロナ禍において、緊急事態発生時に、児童を安全に迅速に下校または保護者
　　　に引き渡すことができるように、教職員が手順・役割を確認し適切な行動をとる
　　　ことができるようにする。

4　参 加 者

　　全校児童・全職員（今回は、保護者は参加しない）

5　想　　　定

　　児童登校後、まもなく大雨警報が発表され、下校前になっても警報が解除されない
　ので、一斉下校では危険と判断し、緊急時児童引き渡しを実施することになった。

6　役割分担

　　⑴　児童下校についての判断…校長、教頭、主幹教諭、教務主任、保健主事

　　⑵　保護者への一斉メール…教頭（今回は行わない）・校内放送…教頭

　　⑶　放課後児童会に行く児童の対応…3名（準備物…拡声器）

　　⑷　引き渡しのための駐車場設置及び駐車場誘導…3名

　　⑸　各担任…引き渡し名簿ファイルを各教室に持っておく。

7　内　　　容

　　⑴　事前準備

　　　・児童が※土砂災害対応携帯マニュアル（呉市独自で作成されたもので、毎年出
　　　　水期に全校児童に配付している）を持参しているか確認しておく。

　　　・教職員は、一斉下校時の動きについても、担当や動きについて（地域での下校
　　　　時の見守り、学校待機児童の見守り等）を確認しておく（職員室掲示板に掲示
　　　　している）。

(2)　放課後児童会出席児童把握

　　・引き渡しを行うと判断した後に、各学級の担任は放課後児童会に当日出席するかどうかを児童に確認し、名簿に記入し、昼休憩時間までに職員室の担当の机上に提出する。

8　流　　れ

時刻	流れ	児童の動き	教職員の動き・留意事項
午前中	気象庁より呉市に大雨警報発令 保護者メール一斉送信（教頭）	・通常通り授業	・教頭が不在の時は、主幹が行う。
	「呉市に大雨警報が発令されました。児童は下校時まで学校で待機させます。下校時までに解除されない場合は、再度連絡いたします。」		
昼休みまでに	・放課後児童会に行く児童の確認		・放課後児童会在籍児童一人一人の児童会出席簿を用いて、本日放課後児童会に行くかどうか確認し、名簿に記録する。記録した名簿は、職員室（担当教員の机上）に提出する。
14：40	事前指導（担任）	・教室で事前指導を受ける。	・パワーポイント資料をもとに、大雨による災害から命を守る方法及び土砂災害対応携帯マニュアルについて指導する。
	※下校時が近づいても解除されない（想定）		
15：00	引き渡し下校の判断（校長）		
15：05	保護者メール一斉送信（教頭）		※今回は行わない。
	「現在、大雨警報が解除されていません。児童は教室に待機させますので、（時間）に保護者の方で迎えに来てください。車で来校される方は、（時間）より西門から誘導に従って、来校してください。」		
15：10	校内放送（教頭）		・教頭が不在の時は、主幹が行う。
	「訓練　呉市に大雨警報が発令中です。児童のみなさんは、安全確保のため、下校の準備をして、静かに教室で待ちましょう。すみれ児童会の人は、児童会に行きます。1年生から順に、静かに集中下足の前に移動します。その他の学年は放送の合図があるまで、教室で待ちましょう。」		

時刻	流れ	児童の動き	教職員の動き・留意事項
	・放課後児童会に行く児童を下校させる。(担任)	・下校準備をして、教室で待機をする。 ・放課後児童会に行く児童は、放送の合図を聞いて、学年ごとに静かに移動する。	・前の学年の移動の放送があったら、次の学年のすみれ児童会に行く児童を廊下に並ばせる。 ・放課後児童会に行く児童の確認及び誘導（集中下足前で、名簿を用いて確実に行う。）(担当教員)
15：25	・児童を一人一人下校させる。(担任)		・引き渡し訓練は行わないが、引き渡しを行うように、一人一人の児童を、安全に気を付けて速やかに下校させる。
15：40	引き渡し完了 ※迎えに来ない保護者については、電話連絡する。(担任)	※16時以降、迎えが来ていない児童は、図書室に集める。	※実際は ・担任は、教室の入口で迎えに来られた方を引き渡しカードで確認し、サイン（引き受け者・担任）後、児童を引き渡す。 ・西門付近の車の誘導（担当教員） ・すみれ児童会の児童の安全のための車の誘導（担当教員） ・運動場内の車の誘導（主幹） ・職員室付近での保護者の誘導（担当教員） ・地域・保護者の電話対応（担当教員）
17：00			・全員の引き渡しが終わったら、速やかに校長へ報告をする。

9　児童引き渡し時の保護者及び車の動線について

10　コロナ禍対策の留意事項

・保護者が引き渡しを行う際にも、密集を防ぐために、動線をできる限り一方通行に
する。

・コロナ禍でない場合は、避難訓練終了後に全校児童を集め、担当者から避難訓練の
振り返りを行うが、3密を避けるために、振り返りはパワーポイント資料を用い、
各学級にて行う。

11　課　題

・正門から帰宅する児童と放課後児童会へ帰る児童が、運動場に入れる車の動線にぶ
つかり、危険であるので、コーンを置くなど、工夫が必要である。

※【土砂災害対応携帯マニュアル】

　表は家庭に持ち帰り、保護者とともに避難について話し合い、書き込むようになっている。裏には、それぞれの児童の自宅近辺のハザードマップを印刷し、土砂災害が起こりやすい場所を確認し、避難場所、避難経路を確認するようになっている。山折り、谷折りをし、コンパクトにして、常にランドセルの中に入れておき、緊急時に備えるように指導している。

表

〔作成：呉市教育委員会〕

裏

本校では、8種類の地域別ハザードマップを作成している。

① 自分の家にしるしをつけましょう。
② 避難場所にしるしをつけましょう。
③ 安全に避難できる道はどこか，線を引きましょう。
④ 晴れた日に，おうちの人と歩いて見ましょう。

第11章　学校の環境衛生

学習の目標

1．学校における環境衛生の概要を学習する。

2．学校で行われる定期検査のデータを理解し、学校における環境衛生問題を学ぶ。

3．学校における日常点検の必要性や、学校保健計画の立案に参画する能力を身に付ける。

1）はじめに

2008（平成20）年6月に学校保健法から学校保健安全法に改正され、文部科学大臣が、学校における環境衛生に関わる事項について、児童生徒等及び職員の健康を保護する上で維持されることが望ましい基準「学校環境衛生基準」を定めることが規定され、学校環境衛生基準の法的位置付けが明確となった。学校は学校薬剤師等と連携して適切な衛生管理に努めることが求められている。その後、見直しがなされ、2018（平成30）年に現在の学校環境衛生基準が施行されている。

学校環境衛生活動は、図11-1に示した、日常点検・定期検査・臨時検査で構成されており、それをもとに事後措置が行われている所である。

⑴　日常点検

授業を行う中で、点検項目に着目して環境を把握して、定期検査や臨時検査に活用したり、事後措置を講じたりするもので、各教室の環境については、学級担任が役割を担っている。

⑵　定期検査

定期的に検査項目の実態を、客観的、科学的な方法で把握し、その結果に基づいて事後措置を講ずるものである。

⑶　臨時検査

感染症、食中毒の発生の恐れがあるとき、また発生したとき、風水害などで環境が不潔になったとき、校舎の新築や改築・改修がなされたとき、学校備品の搬入などにより揮発性有機化合物の発生の恐れがあるときなど、必要に応じて検査を行うものである。

図11-1　学校環境衛生活動の概略

〔出典：文部科学省（2018）学校環境衛生管理マニュアル「学校環境衛生基準」の理論と実践（平成30年度改訂版）、p19 https://www.mext.go.jp/component/a_menu/education/detail/__icsFiles/afieldfile/2018/07/31/1292465_01.pdf（2020.12.15アクセス）〕[1]

2）教室等の環境

　換気、保温、気流、採光、照明、騒音等の基準値や設定根拠などについて、学校現場で日々気をつけないといけないことの解説を述べる。

(1)　換気

　換気については、二酸化炭素濃度が1500ppm以下であることが望ましいとされ、授業終了時の濃度が、その条件を満たすための配慮が必要である。コロナ禍において、教室の換気が大切であるが、換気回数は換気量（m³／時）を教室の容積（m³）で除したもので、単位時間当たり教室の容積に対し何倍の空気がいれかわるのかを示す値であり、1時限に10分ほどの窓開けが望まれる。

　なお換気回数（E）は二酸化炭素濃度の測定値等から求められ、次の式から算出される。

　E＝Q÷V　　Q：換気量　V：教室の容量

また、ここでのQはt時間に増加した二酸化炭素濃度で児童生徒や教員から発生するもので、学年により異なるので、算出には補正が必要である。

(2) 保温（温度及び相対湿度）

測定はアスマン通風乾湿計が一般的に用いられる。その他、色々な温度計があるが、0.5℃目盛りの性能を有する測定器を用いて測定する。

温度は、10℃以上〜30℃以下と規定されていたが、近年家庭での冷暖房機器の一般家庭への普及に伴い、児童生徒は快適な温度に保たれた居室環境で過ごす時間が長くなり、その点を考慮に入れ、冬期は18〜20℃、夏期は25〜28℃が望ましいという観点から、「17℃以上、28℃以下」が望ましいとされる。

相対湿度に関しては、夏は高湿、冬は低湿という日本の気候を考慮して「30％以上、80％以下」であることが望ましいとされる。

(3) 浮遊粉じん

教室における浮遊粉じんとしては、チョークの粉や外気に由来するものが考えられるが、$0.1mg/m^3$以下であることとされている。なお、検査結果が1/2を下回るときは次回からの検査は省略される。

最近では、チョークの質が良くなり、粉じんの影響は少なくなっている。

(4) 気流

最近、教室にも冷暖房機器が導入され、強い気流は不快感を伴うものであり、0.5m/秒以下であることが望ましいとされる。測定にはカタ温度計や微風速計が用いられる。

(5) 一酸化炭素

燃焼器具を使用している教室に限り測定を行う。基準は10ppm以下とされるが、換気が十分に行われておれば、基準以上になることはないと思われる。

(6) 二酸化窒素

石油ストーブや石油ファンヒーター等の燃焼器具が発生要因となりうる。これに関しても換気の必要性が言われている。

(7) 揮発性有機化合物（VOC：Volatile Organic Compounds）

ホルムアルデヒド、トルエン、キシレン、パラジクロロベンゼン、エチルベンゼン、スチレンなどのVOCは室内の建材や教材、塗料や備品などから発生し、児童生徒に対してシックハウス症候群の発生要因になっているので、検査を十分行う必要がある。ただし、基準値が1/2を下回るときは、次回からの検査は省略できる。

⑻　ダニ又はダニアレルゲン

　ダニアレルゲンは、コナヒョウダニとヤケヒョウダニによって引き起こされる、咬んだり刺したりするダニではない。保健室の寝具、カーペット敷の教室など、発生しやすい場所で検査をする。基準値は100匹/m²以下またはこれと同等のアレルゲン量以下とされ、喘息の発作が起こりにくいアレルゲン量で10μg以下とされている。

⑼　採光及び照明

　年間を通じて一番暗い時期に、黒板では500lx（ルクス）、教室においては300ルクス以上必要であるが、500ルクス以上であることが望ましいとされる。また、測定はそれぞれ9か所で測定し、最大と最小の比が20：1を超えないこととされている。また、見やすさの観点から10：1を超えないことが望ましい。

　最近、コンピューターを使った授業からタブレットを使った授業に変わってきており、その場合は、普通教室での照度に準じるとされている。

　まぶしさについては、机の配置や窓際からの採光に影響を受けるので、左前方のカーテンの適切な使用が望まれる。

⑽　騒音

　教室内に大きな音が入ってくると、教師の声が聞こえなくなり学習能率が低下するので、教室内の等価騒音レベルは、窓を閉じて50dB（デシベル）以下、窓を開けて55デシベル以下であることが望ましいとされる。

　等価騒音レベルとは、JIS規格に適合した普通騒音計または精密騒音計を用いて測定されるものである。測定時には児童生徒が教室内にいない状態で、窓側と廊下側で行う。等価騒音レベルを自動で測定できない騒音計の場合は、実際測定値を用いて、以下の計算式により等価騒音（LA）に換算することができる。換算は、エクセルなどの計算ソフトで求めることができる。

等価騒音レベルの計算式

$$LA_{eqT} = 10\log_{10}\left[\frac{1}{n}\left(10^{\frac{LA_1}{10}} + 10^{\frac{LA_2}{10}} + \cdots + 10^{\frac{LA_n}{10}}\right)\right]$$

LA₁、LA₂、LA₃、… LAₙ：普通騒音計で求めた騒音レベルの測定値

n：測定値の総数

〔出典：文部科学省（2018）学校環境衛生管理マニュアル「学校環境衛生基準」の理論と実践（平成30年度改訂版）、p70 https://www.mext.go.jp/component/a_menu/education/detail/__icsFiles/afieldfile/2018/07/31/1292465_01.pdf（2020.12.15アクセス）〕

なお、騒音は教室外からの影響をみるものであり、学校内からでる騒音は想定されていない。

3）飲料水等の水質

　水道水の給水方法により①上水道直結給水、②専用水道（受水槽が20m³以上のもの）、③簡易専用水道（受水槽が10 ～ 20m³未満のもの）④小規模貯水槽水道に分類される。①および②は検査対象にはならない。また③については学校薬剤師が検査することが認められている。大部分の学校は④に該当し以下の基準（表11-1）が定められている。そのほか、①および②の学校であっても、日常点検が行われていることが必要である。

表11-1　水道水を水源とする飲料水（専用水道を除く）の水質基準

検査項目	基　　準
ア．一般細菌	1 mLの検水で形成される集落数が100以下であること。
イ．大腸菌	検出されないこと。
ウ．塩化物イオン	200mg/L以下であること。
エ．有機物 　　（全有機炭素（TOC）の量）	3 mg/L以下であること。
オ．pH値	5.8以上8.6以下であること。
カ．味	異常でないこと。
キ．臭気	異常でないこと。
ク．色度	5 度以下であること。
ケ．濁度	2 度以下であること。
コ．遊離残留塩素	給水における水が、遊離残留塩素を0.1mg/L以上保持するように塩素消毒すること。ただし、供給する水が病原生物に著しく汚染されるおそれがある場合又は病原生物に汚染されたことを疑わせるような生物若しくは物質を多量に含むおそれがある場合の給水栓における水の遊離残留塩素は、0.2mg/L以上とする。

基準は平成30年3月時点の情報に基づいているため、最新の情報を確認すること。

表11-2　雑用水の水質基準

検査項目	基　　準
ア．pH値	5.8以上8.6以下であること。
イ．臭気	異常でないこと。
ウ．外観	ほとんど無色透明であること。
エ．大腸菌	検出されないこと。
オ．遊離残留塩素	0.1mg/L（結合残留塩素の場合は0.4mg/L）以上であること。

〔出典：文部科学省（2018）学校環境衛生管理マニュアル「学校環境衛生基準」の理論と実践（平成30年度改訂版）、p79（表11-1）・p97（表11-2）https://www.mext.go.jp/component/a_menu/education/detail/__icsFiles/afieldfile/2018/07/31/1292465_01.pdf（2020.12.15アクセス）〕

⑴　雑用水

　最近、雨水を散水、清掃、水洗トイレなどに再利用する学校が増えてきており、その時の基準（表11-2）も示されている。雨水を利用した水栓には、飲用不可の表示が必要である。

4）学校の清潔、ネズミ、衛生害虫

　学校は、感覚的にきれいと感じることができる状態を保つ必要があり、児童生徒により行われている清掃の他に、定期的に大掃除が行われ、その記録がなされていることが必要である。また、雨水の排水溝などに泥や砂などが堆積していないかも点検する必要がある。

　ネズミやゴキブリ、蚊、ハエなどは、感染症を媒介することから、これらの発生には注意を払う必要がある。特に、ネズミに関しては、倉庫や食料を保管する場所等において、食害のチェックも必要である。そのほか、樹木に生息する病害虫（ドクガ、イラガなど）の発生については場所を特定し、適切な駆除を行う必要がある。

5）教室等の備品の管理

⑴　黒板

　黒板については文字が鮮明にしかも容易に見えることが望ましく、色彩は、目の疲労が起こりにくいものが選ばれる。経時変化などで明度や彩度が劣化するので、色票を用いて検査が必要である。

　ホワイトボードを使用する学校も増えてきているが、見えやすく、書きやすく、消えやすいように管理が必要である。チョークに代わってマジックなどのマーカーを使用するので、臭いには気を付け、シックハウスにも気を付ける必要がある。

⑵　机、いす

　2018（平成30）年の改訂により、基準が削除されたが、児童生徒の体形や成長に合わせて、机、いすの配当をされることが望まれる。日常的に、個別に対応するにあたっては、座高を測定し、机の高さは座高／3＋下腿長、いすの高さは下腿長であるものを配当する。

6）水泳プール

⑴ 水質

基準値については（表11-3）に記載されている通りである。

プールの原水は飲料水の基準に適合するものであることが望ましく、飲用に使っていない井戸水や河川水などを用いる場合であっても、飲料水の水質基準を満たすよう努めなければならない。また、幼稚園などで用いられる簡易用ミニプールなどにおいてもこれに準じる基準が求められる。ただ、毎日水を入れ替える場合は、残留塩素濃度の測定値が基準値であることを確認する。

検査回数は、プール使用日の積算が30日以内毎に１回行うこととしている。

① 遊離残留塩素濃度

細菌やウイルスなどの感染予防に必要な濃度で、プール使用開始時に毎回測定する必要がある。消毒剤で児童生徒から目が痛いと訴えることがあっても、残留塩素濃度を下げることは避けたい。そのような場合は、塩素濃度を上げてプール水の循環をする（ハイクロリネーション）対応を行う。

② pH値

効率的なプール水の浄化や消毒効果を期待して決められている。ろ過装置で、水の浄化を目的に凝集剤として硫酸アルミニウム（硫酸バンド）を使用するとpHは酸性に傾くので、数値には注意を払う必要がある。

表11-3　水泳プールの水質基準

	検査項目	基　　準
水質	① 遊離残留塩素	0.4mg/L以上であること。また、1.0mg/L以下であることが望ましい。
	② pH値	5.8以上8.6以下であること。
	③ 大腸菌	検出されないこと。
	④ 一般細菌	1 mL中200コロニー以下であること。
	⑤ 有機物等 （過マンガン酸カリウム消費量)	12mg/L以下であること。
	⑥ 濁度	２度以下であること。
	⑦ 総トリハロメタン	0.2mg/L以下であることが望ましい。
	⑧ 循環ろ過装置の処理水	循環ろ過装置の出口における濁度は、0.5度以下であること。また、0.1度以下であることが望ましい。

〔出典：文部科学省（2018）学校環境衛生管理マニュアル「学校環境衛生基準」の理論と実践（平成30年度改訂版）、p120（部分）https://www.mext.go.jp/component/a_menu/education/detail/__icsFiles/afieldfile/2018/07/31/1292465_01.pdf（2020.12.15アクセス）〕

③　大腸菌

　遊離残留塩素が基準値を保たれていると検出はされない。よって、大腸菌が検出された場合は、プールを中止し、塩素消毒を行い、残留塩素濃度を20〜30ppm程度に上げて循環ろ過を行った上で再検査を実施し、陰性を確認してからプールの再開を行う。

④　一般細菌

　水の生物学的な汚染の指標として行う検査で、塩素に抵抗力のある細菌もあるが、塩素消毒が適切に行われていれば、基準値以下に抑えることができる。

⑤　有機物等（過マンガン酸カリウム消費量）

　身体の汚れ（主に垢などの有機物）による汚染の指標として用いられる。循環ろ過装置でかなり除去できる。利用者が多くなると高い値を示すので注意が必要である。この基準値が達成されていると、後述のトリハロメタンの生成も低く抑えることができる。

⑥　濁度

　水中でプール壁面から３m離れた位置から壁面が明確に見える程度が濁度２に相当するが、正確に把握するために濁度計を用いて測定する。

⑦　総トリハロメタン

　クロロホルム、ブロモジクロロメタン、ジブロモクロロメタン、ブロモホルムの化合物の総称で、入泳者の持ち込む汚れや毛髪などの有機物と、消毒用の塩素剤が反応して生成される。基準値が超えた場合には、一部または全換水する。

　なお、１週間に１回以上換水する場合は検査を省略することができる。

⑧　循環ろ過装置の処理水

　ろ過装置が正常に働いているかの指標であり、濁度を検査して定期的に逆洗をするなどの対策が望まれる。

⑵　**施設・設備**

　プール、プールサイド、シャワー、足洗い場、腰洗い槽、更衣室、トイレなどの衛生状況には十分注意を払う必要がある。

　夏場の高温時にはプールサイドでのやけどの可能性もあり、敷物や打ち水などの対策を行ったり、頭シラミの発生の原因になる更衣室などは、掃除の実施などで清潔を保つ必要がある。

⑶　**その他**

　屋内プールを使用している場合は、水質検査の他に、換気の必要性から、空気中の二

酸化炭素濃度（1500ppm以下）、塩素ガス濃度（0.5ppm以下）と、水中面照度（200ルクス以上）の基準が設けられている。

引用参考文献

1）文部科学省（2018）学校環境衛生管理マニュアル　「学校環境衛生基準」の理論と実践［平成30年度改訂版］

第12章　保健教育

学習の目標

1. 保健教育には、保健学習と保健指導があり、健康で安全な生活を営むために必要な知識を理解するとともに、健康な生活を実践できる能力や態度を修得する。
2. 保健教育は教科における保健、特別活動における学級活動、特別の教科道徳などを通して行われることを理解する。
3. 保健学習は、小学校保健科保健領域、中学校保健体育科保健分野、高等学校保健体育科科目「保健」で行うことを理解する。
4. 保健教育の評価は、観点別評価基準に基づいて行われることを理解する。

① 保健教育

　学校における健康教育は、1988（昭和63）年の文部科学省体育局長通知「健康教育の推進と学校健康教育課の設置について」において『初等中等教育においては、教科「体育」及び「保健体育」の「保健」で心身の健康・安全全般についての知識を修得させるとともに「家庭」等の他の教科や「道徳」等でも健康に関する内容を扱っており、また保健指導、安全指導、学校給食指導など、特別活動や日常的指導を通じて健康な生活に関する態度を修得させること』としている。これは、ヘルスプロモーションに関する世界的な潮流を受けて「学校における健康教育」として都道府県及び政令指定都市の教育委員会等に通知され各学校において周知徹底が図られた。

　すなわち、学校における健康教育は心身の健康の保持増進のための保健教育と保健管理を内容とする「学校保健」、自他の生命尊重を基盤とした安全能力の育成を図るための安全教育と安全管理を内容とする「安全教育」、望ましい食習慣の育成を図るための「食育・学校給食」を包括したものである。

1）保健教育

　学校における健康教育のうち、心身の健康の保持増進のための指導は保健教育と呼ばれ、児童生徒が健康に関する知識を身につけることや活動を通じて健康な生活を実践で

きる資質や能力を育成することが必要となる。保健教育は保健学習と保健指導から構成されている。(図12-1)保健学習は、小学校体育科保健領域、中学校保健体育科保健分野、高等学校保健体育科目「保健」、家庭科(技術・家庭科)、理科などの関連教科や総合的な学習などで行われる。保健指導は、学級活動(ホームルーム指導)、学校行事など特別活動を中心に行われる。このように保健教育は学校教育全体で行う必要がある。

2)学習指導要領について

　保健教育を行うためには、学習指導要領と教育課程の理解が必要となる。

　学習指導要領とは、文部科学省によると「全国のどの地域で教育を受けても、一定の水準の教育を受けられるようにするため、学校教育法等に基づき、各学校で教育課程(カリキュラム)を編成する際の基準」であるとしている。

　学習指導要領は、小・中学校教科等の年間の標準授業時数等が定められている。各学校では、この「学習指導要領」や年間の標準授業時数等を踏まえ、地域や学校の実態に応じて、教育課程(カリキュラム)を編成している。

　小学校・中学校の新学習指導要領は2017(平成29)年に改訂され、小学校は2020(令和2)年、中学校は2021(令和3)年から全面実施された。高等学校は、2018(平成30)年に改訂され、2022(令和4)年から実施される。

図12-1　保健教育の構造

〔出典:(公財)日本学校保健会(2004)保健主事の手引〈三訂版〉、p4(一部を抜粋)〕

3）中央教育審議会答申による新学習指導要領改訂の考え方

　学習指導要領改訂に先立ち、2016（平成28）年12月に中央教育審議会により「幼稚園、小学校、中学校、高等学校及び特別支援学校の学習指導要領等の改善及び必要な方策等について」の答申が示された。

　中央教育審議会答申における新学習指導要領改訂の考え方を図12-2に示す。改訂の要点として、次の３点があげられる。

⑴　学習指導要領等の枠組みの見直し

　【「学びの地図」としての枠組みづくりと、各学校における創意工夫の活性化】

　新しい学習指導要領は、以下の６点に沿って枠組みを考えていくことが必要となる。①「何ができるようになるか」（育成を目指す資質・能力）②「何を学ぶか」（教科等を学ぶ意義と、教科等間・学校段階間のつながりを踏まえた教育課程の編成）③「どのように学ぶか」（各教科等の指導計画の作成と実施、学習・指導の改善・充実）④「子ども一人一人の発達をどのように支援するか」（子どもの発達を踏まえた指導）⑤「何が身に付いたか」（学習評価の充実）⑥「実施するために何が必要か」（学習指導要領等の理念を実現するために必要な方策・新しい学習指導要領等の考え方を共有するため、総則の抜本的改善）

⑵　教育課程を軸に学校教育の改善・充実の好循環を生み出す「カリキュラム・マネジメント」の実現

　「社会に開かれた教育課程」の理念のもと、子どもたちに資質・能力を育んでいくためには、前項①〜⑥に関わる事項を各学校が組み立て、家庭・地域と連携・協働しながら実施し、目の前の子どもたちの姿を踏まえながら不断の見直しを図ることが求められる。こうした「カリキュラム・マネジメント」は、以下の三つの側面から捉えることができる。①各教科等の教育内容を相互の関係で捉え、学校教育目標を踏まえた教科等横断的な視点で、その目標の達成に必要な教育の内容を組織的に配列していくこと。②教育内容の質の向上に向けて、子どもたちの姿や地域の現状等に関する調査や各種データ等に基づき、教育課程を編成し、実施し、評価して改善を図る一連のPDCAサイクルを確立すること。③教育内容と教育活動に必要な人的・物的資源等を、地域等の外部の資源も含めて活用しながら効果的に組み合わせること。

⑶　「主体的・対話的で深い学び」の実現【「アクティブ・ラーニング」の視点】

　子どもたちが、学習内容を人生や社会の在り方と結びつけて深く理解し、これからの時代に求められる資質・能力を身に付け、生涯にわたって能動的に学び続けることがで

図12-2　学習指導要領改訂の方向性

〔出典：文部科学省（2016）幼稚園、小学校、中学校、高等学校及び特別支援学校の学習指導要領等の改善及び必要な方策等について（答申）【概要】、p6 https://www.mext.go.jp/component/b_menu/shingi/toushin/__icsFiles/afieldfile/2017/01/20/1380902_4_1_1.pdf（2021.3.3アクセス）〕

きるよう、「主体的・対話的で深い学び」の実現に向けて、授業改善に向けた取組を活性化していくことが重要である。今回の改訂が目指すのは、学習の内容と方法の両方を重視し、子どもの学びの過程を質的に高めていくことである。単元や題材のまとまりの中で、子どもたちが「何ができるようになるか」を明確にしながら、「何を学ぶか」という学習内容と、「どのように学ぶか」という学びの過程を組み立てていくことが重要になる。

4）新学習指導要領改訂の基本的考え方

　前述の中央教育審議会答申に基づき、新学習指導要領が改訂された。今回の改訂では、①教育基本法、学校教育法などを踏まえ、これまでの学校教育の実践や蓄積を活かし、子どもたちが未来社会を切り拓くための資質・能力を一層確実に育成する。その際、子どもたちに求められる資質・能力とは何かを社会と共有し、連携する「社会に開かれた教育課程」を重視する。②知識及び技能の習得と思考力、判断力、表現力等の育成のバ

ランスを重視する現行学習指導要領の枠組みや教育内容を維持した上で、知識の理解の質をさらに高め、確かな学力を育成する。③先行する道徳教育の特別教科化などさらなる充実や体験活動の重視、体育・健康に関する指導の充実により、豊かな心や健やかな体を育成する。などを基本として実施することが求められている。

5）新学習指導要領総則に示された学校保健（小学校編）

①　各学校においては、教育基本法及び学校教育法その他の法令並びにこの章以下に示すところに従い、児童の人間として調和のとれた育成を目指し、児童の心身の発達の段階や特性及び学校や地域の実態を十分考慮して、適切な教育課程を編成するものとし、これらに掲げる目標を達成するよう教育を行うものとする。

　　学校の教育活動を進めるに当たっては、各学校において、主体的・対話的で深い学びの実現に向けた授業改善を通して、創意工夫を生かした特色ある教育活動を展開する中で、児童に生きる力を育むことを目指すものとする。

②　道徳教育や体験活動、多様な表現や鑑賞の活動等を通して、豊かな心や創造性の涵養を目指した教育の充実に努めること。

　　学校における道徳教育は、特別の教科である道徳（以下「道徳科」という。）を要として学校の教育活動全体を通じて行うものであり、道徳科はもとより、各教科、外国語活動、総合的な学習の時間及び特別活動のそれぞれの特質に応じて、児童の発達の段階を考慮して、適切な指導を行うこと。

　　道徳教育は、教育基本法及び学校教育法に定められた教育の根本精神に基づき、自己の生き方を考え、主体的な判断の下に行動し、自立した人間として他者と共によりよく生きるための基盤となる道徳性を養うことを目標とすること。

③　学校における体育・健康に関する指導を、児童の発達の段階を考慮して、学校の教育活動全体を通じて適切に行うことにより、健康で安全な生活と豊かなスポーツライフの実現を目指した教育の充実に努めること。特に、学校における食育の推進並びに体力の向上に関する指導、安全に関する指導及び心身の健康の保持増進に関する指導については、体育科、家庭科及び特別活動の時間はもとより、各教科、道徳科、外国語活動及び総合的な学習の時間などにおいてもそれぞれの特質に応じて適切に行うよう努めること。

　　また、それらの指導を通して、家庭や地域社会との連携を図りながら、日常生活において適切な体育・健康に関する活動の実践を促し、生涯を通じて健康・安全で活力

ある生活を送るための基礎が培われるよう配慮すること。

④　生活

具体的な活動や体験を通して、身近な生活に関わる見方・考え方を生かし、自立し生活を豊かにしていくための資質・能力を育成することを目指す。

⑤　総合的な学習の時間

探究的な見方・考え方を働かせ、横断的・総合的な学習を行うことを通して、よりよく課題を解決し、自己の生き方を考えていくための資質・能力を育成することを目指す。

⑥　特別活動

集団や社会の形成者としての見方・考え方を働かせ、様々な集団活動に自主的、実践的に取り組み、互いのよさや可能性を発揮しながら集団や自己の生活上の課題を解決することを通して、資質・能力を育成することを目指す。

6）学校種別の保健学習の目標と内容

(1)　小学校体育科　保健領域

体育や保健の見方・考え方を働かせ、課題を見付け、その解決に向けた学習過程を通して、心と体を一体として捉え、生涯にわたって心身の健康を保持増進し豊かなスポーツライフを実現するための資質・能力を育成することを目標とする。

①　その特性に応じた各種の運動の行い方及び身近な生活における健康・安全について理解するとともに、基本的な動きや技能を身に付けるようにする。

②　運動や健康についての自己の課題を見付け、その解決に向けて思考し判断するとともに、他者に伝える力を養う。

③　運動に親しむとともに健康の保持増進と体力の向上を目指し、楽しく明るい生活を営む態度を養うとし、引き続き体育と保健を関連させていく考え方を強調したものとしている。

「保健の見方・考え方」とは、疾病や傷害を防止するとともに、生活の質や生きがいを重視した健康に関する観点を踏まえ、「個人及び社会生活における課題や情報を、健康や安全に関する原則や概念に着目して捉え、疾病等のリスクの軽減や生活の質の向上、健康を支える環境づくりと関連付けること」であると考えられる。小学校においては、特に身近な生活における課題や情報を、保健領域で学習する病気の予防やけがの手当の原則及び、健康で安全な生活についての概念等に着目して捉え、病気にかかったり、けが

をしたりするリスクの軽減や心身の健康の保持増進と関連付けることを意図している。

〔第1学年及び第2学年〕

　各種の運動遊びに進んで取り組み、きまりを守り誰とでも仲よく運動をしたり、健康・安全に留意したりし、意欲的に運動をする態度を養う。

〔第3学年及び第4学年〕

① 各種の運動の楽しさや喜びに触れ、その行い方及び健康で安全な生活や体の発育・発達について理解するとともに、基本的な動きや技能を身に付けるようにする。

② 自己の運動や身近な生活における健康の課題を見付け、その解決のための方法や活動を工夫するとともに、考えたことを他者に伝える力を養う。

③ 健康の大切さに気付き、自己の健康の保持増進に進んで取り組む態度を養う。

〔第5学年及び第6学年〕

① 各種の運動の楽しさや喜びを味わい、その行い方及び心の健康やけがの防止、病気の予防について理解するとともに、各種の運動の特性に応じた基本的な技能及び健康で安全な生活を営むための技能を身に付けるようにする。

② 自己やグループの運動の課題や身近な健康に関わる課題を見付け、その解決のための方法や活動を工夫するとともに、自己や仲間の考えたことを他者に伝える力を養う。

③ 健康・安全の大切さに気付き、自己の健康の保持増進や回復に進んで取り組む。

(2) 中学校　保健体育科保健分野

〔保健分野の目標〕

① 個人生活における健康や安全について理解するとともに、基本的な技能を身に付けるようにする。

② 健康についての自他の課題を発見し、よりよい解決に向けて思考し判断するとともに、他者に伝える力を養う。

③ 生涯を通じて心身の健康の保持増進を目指し、明るく豊かな生活を営む態度を養う。

　保健については、「保健の見方・考え方」を働かせて、三つの資質・能力を育成する観点から、健康に関する「知識・技能」、健康課題の発見・解決のための「思考力・判断力・表現力等」、主体的に健康の保持増進や回復に取り組む態度等の「学びに向かう力・人間性等」に対応した目標、内容に改善する。その際、健康な生活と疾病の予防、心身の発育・発達と心の健康、健康と環境、傷害の防止、社会生活と健康等の保健の基礎的な内容について、小学校、中学校、高等学校を通じて系統性のある指導ができるように示す必要がある。

〔出典：中央教育審議会（2016）幼稚園、小学校、中学校、高等学校及び特別支援学校の学習指導要領等の改善及び必要な方策等について（答申）、p188 https://www.mext.go.jp/b_menu/shingi/chukyo/chukyo0/toushin/__icsFiles/afieldfile/2017/01/10/1380902_0.pdf（2021.3.3アクセス）〕

としている。

　内容については、個人生活における健康に関する課題を解決することを重視する観点から、従前から示されていた中学校における基礎的な知識、ストレス対処や心肺蘇生法等の技能に関する内容、及び健康に関わる事象や健康情報から自他の健康に関する課題を発見し、よりよい解決に向けて取り組む思考力、判断力、表現力等の内容を示すこととした。その際、従前の内容を踏まえるとともに、個人生活における健康に関する課題を解決することを重視する観点から配列を見直し、「健康な生活と疾病の予防」「心身の機能の発達と心の健康」「傷害の防止」及び「健康と環境」の四つの内容で構成した。

(3)　高等学校保健体育科目「保健」

「保健」の目標

①　個人及び社会生活における健康・安全について理解を深めるとともに、技能を身に付けるようにする。

②　健康についての自他や社会の課題を発見し、合理的、計画的な解決に向けて思考し判断するとともに、目的や状況に応じて他者に伝える力を養う。

③　生涯を通じて自他の健康の保持増進やそれを支える環境づくりを目指し、明るく豊かで活力ある生活を営む態度を養う。

　　少子高齢化や疾病構造の変化による現代的な健康課題の解決に関わる内容や、ライフステージにおける健康の保持増進や回復に関わる内容及び一次予防のみならず、二次予防や三次予防に関する内容を改善するとともに、人々の健康を支える環境づくりに関する内容の充実を図る。また、「体育」と一層の関連を図り、心身の健康の保持増進や回復とスポーツとの関連等の内容等について改善を図る。改善に当たって、「保健」の技能について、心肺蘇生法等の応急手当を取り上げ、個人及び社会生活における健康・安全に関する基本的な技能を実習を取り入れて身に付けるよう指導することが重要である。

〔出典：文部科学省（2018）高等学校学習指導要領（平成30年告示）解説 保健体育編 体育編、pp7-8（抜粋）https://www.mext.go.jp/content/1407073_07_1_2.pdf（2021.3.3アクセス）〕

　「保健」においては、生涯にわたって健康を保持増進する資質・能力を育成することができ

るよう、「知識及び技能」「思考力、判断力、表現力等」「学びに向かう力、人間性等」に対応
した目標、内容に改善すること。

〔出典：文部科学省（2018）高等学校学習指導要領（平成30年告示）解説 保健体育編 体育編、p9
https://www.mext.go.jp/content/1407073_07_1_2.pdf（2021.3.3アクセス）〕

　　保健の基礎的な内容について、小学校、中学校、高等学校を通じて系統性のある指導ができ
るように示す必要がある。

〔出典：文部科学省（2018）高等学校学習指導要領（平成30年告示）解説 保健体育編 体育編、p12
https://www.mext.go.jp/content/1407073_07_1_2.pdf（2021.3.3アクセス）〕

としている。表12-1に小学校から高等学校の指導内容を示す。

7）保健学習の実際

⑴　健康教育の担当者

　保健教育は、学校の教育活動全般を通して行われる。そのためすべての教員が保健教
育の担当者である。具体的には保健主事、養護教諭、栄養教諭、学級担任、教科担任が
指導に当たる。養護教諭については教育職員免許法の一部改正により、1998（平成10）
年から、3年以上勤務している場合は、「兼職発令」を受けて保健の授業を教諭（また
は講師）という立場で行うことができるようになっている。

⑵　学習評価

　学習評価については、従来通り「観点別評価」で行う。今回の学習指導要領改訂では
各教科等の目標や内容を「知識及び技能」、「思考力、判断力、表現力等」、「学びに向か
う力・人間性等」の資質・能力の三つの柱で再整理し、観点別評価についても、これら
の資質・能力に関わる「知識・技能」、「思考・判断・表現」、「主体的に学習に取り組む
態度」の三観点について、学習指導要領に示す目標に準拠した評価として三段階（ABC）
により実施。

① 「知識・技能」の評価

　「知識・技能」の評価は、各教科等における学習の過程を通した個別の知識及び技
能の習得状況について評価を行うとともに、それらを既有の知識及び技能と関連付け
たり活用したりする中で、概念等として理解したり、技能を習得したりしているかに
ついて評価する。このような考え方は、現行の「知識・理解」、「技能」の観点別評価
と同じである。事実的な知識の習得を問う問題と、知識の概念的な理解を問う問題と

表12-1　小学校から高等学校における「保健領域」「保健分野」「保健」の系統表

	知識及び技能	思考力・表現力・判断力
小学校 第3学年	健康な生活（理解） （ア）健康の状態は、主体の要因や周囲の環境の要因が関わっている（イ）運動、食事、休養及び睡眠の調和のとれた生活と体の清潔（ウ）明るさの調節、換気などの生活環境	健康な生活について課題を見付け、その解決に向けて考え、表現する。
小学校 第4学年	体の発育・発達（理解） （ア）年齢に伴う体の変化と個人差（イ）思春期の体の変化・体つきの変化・初経、精通など・異性への関心の芽生え（ウ）体をよりよく発育・発達させるための生活	体がよりよく発育・発達するために、課題を見付け、その解決に向けて考え、表現する。
小学校 第5学年	心の発達及び不安や悩みへの対処（理解・簡単な対処） （ア）心の発達（イ）心と体との密接な関係（ウ）不安や悩みへの対処の知識及び技能	心の健康について、課題を見付け、その解決に向けて思考し判断するとともにそれらを表現する。
	けがの防止に関する次の事項（理解）けがなどの簡単な手当 （ア）交通事故や身の回りの生活の危険が原因となって起こるけがの防止・周囲の危険に気付く・的確な判断の下に安全に行動する・環境を安全に整える（イ）けがなどの簡単な手当の知識及び技能	けがを防止するために、危険の予測や回避の方法を考え、それらを表現する。
小学校 第6学年	病気の予防（理解） （ア）病気の起こり方（イ）病原体が主な要因となって起こる病気の予防・病原体が体に入るのを防ぐ・病原体に対する体の抵抗力を高める（ウ）生活習慣病など生活行動が主な要因となって起こる病気の予防・適切な運動、栄養の偏りのない食事をとる・口腔の衛生を保つ（エ）喫煙、飲酒、薬物乱用と健康・健康を損なう原因（オ）地域の保健に関わる様々な活動	病気を予防するために、課題を見付け、その解決に向けて思考し判断するとともに、それらを表現する。
中学校 第1学年	健康な生活と疾病の予防（理解） （ア）健康は、主体と環境の相互作用の下に成り立っている。疾病は、主体の要因と環境の要因が関わり合って発生する（イ）年齢、生活環境等に応じた運動、食事、休養及び睡眠の調和のとれた生活	健康な生活と疾病の予防について、課題を発見し、その解決に向けて思考し判断するとともに、それらを表現する。
	心身の機能の発達と心の健康（理解）ストレスへの対処。 （ア）身体機能の発達と個人差（イ）生殖に関わる機能の成熟と適切な行動（ウ）精神機能の発達と自己形成（エ）欲求やストレスの心身への影響と欲求やストレスへの対処の知識及び技能	心身の機能の発達と心の健康について、課題を発見し、その解決に向けて思考し判断するとともに、それらを表現する。
中学校 第2学年	健康な生活と疾病の予防（理解） （ウ）生活習慣病などの予防・運動不足、食事の量や質の偏り、休養や睡眠の不足などの生活習慣の乱れが主な要因・適切な運動、食事、休養及び睡眠の調和のとれた生活の実践（エ）喫煙、飲酒、薬物乱用と健康・心身に様々な影響・健康を損なう原因・個人の心理状態や人間関係、社会環境が影響	健康な生活と疾病の予防について、課題を発見し、その解決に向けて思考し判断するとともに、それらを表現する。

	知識及び技能	思考力・表現力・判断力
中学校 第2学年	傷害の防止（理解）、応急手当 （ア）交通事故や自然災害などによる傷害は、人的要因や環境要因などが関わって発生する（イ）交通事故などによる傷害の防止・安全な行動・環境の改善（ウ）自然災害による傷害の防止・災害発生時と二次災害・災害に備えておく・安全に避難する（エ）応急手当・傷害の悪化の防止・心肺蘇生法などの応急手当の知識及び技能	傷害の防止について、危険の予測やその回避の方法を考え、それらを表現する。
中学校 第3学年	健康な生活と疾病の予防（理解） （オ）感染症の予防・病原体が主な要因・発生源をなくす・感染経路を遮断する・主体の抵抗力を高める（カ）健康の保持増進や疾病の予防のための個人や社会の取組・保健・医療機関の有効利用・医薬品の正しい使用法	健康な生活と疾病の予防について、課題を発見し、その解決に向けて思考し判断するとともに、それらを表現する。
	健康と環境（理解） （ア）身体の適応能力とそれを超えた環境による健康影響、快適で能率のよい生活を送る環境の範囲（イ）飲料水や空気と健康との関わり、飲料水や空気の衛生的管理（ウ）生活によって生じた廃棄物の衛生的な処理	健康と環境に関する情報から課題を発見し、その解決に向けて思考し判断するとともに、それらを表現する。
高等学校 入学年次 及び 次の年次	現代社会と健康（理解） （ア）健康の考え方・国民の健康課題・主体と環境の相互作用　現代社会と健康について理解を深める。 （イ）現代の感染症とその予防 　・個人の取組及び社会的な対策 （ウ）生活習慣病などの予防と回復 　・運動、食事、休養及び睡眠の調和のとれた生活 　・疾病の早期発見及び社会的な対策 （エ）喫煙、飲酒、薬物乱用と健康 　・個人や社会環境への対策 （オ）精神疾患の予防と回復 　・運動、食事、休養及び睡眠の調和のとれた生活 　・疾病の早期発見及び社会的な対策	安全な社会生活について、安全に関する原則や概念に着目して危険の予測やその回避の方法を考え、それらを表現する。
	安全な社会生活（理解）、応急手当を適切にする。 （ア）安全な社会づくり　・環境の整備と個人の取組 （イ）応急手当・傷害や疾病の悪化の軽減・正しい手順や方法・応急手当の速やかな実施	安全な社会生活について、安全に関する原則や概念に着目して危険の予測やその回避の方法を考え、それらを表現する。
	生涯を通じる健康（理解） （ア）生涯の各段階における健康 　・生涯の各段階の健康課題に応じた自己の健康管理及び環境づくり （イ）労働と健康 　・労働環境の変化に起因する傷害や職業病などを踏まえた適切な健康管理及び安全管理	生涯を通じる健康に関する情報から課題を発見し、健康に関する原則や概念に着目して解決の方法を思考し判断するとともに、それらを表現する。

	知識及び技能	思考力・表現力・判断力
高等学校 入学年次 及び 次の年次	健康を支える環境づくり（理解） （ア）環境と健康 　・人間の生活や産業活動は、自然環境を汚染し健康に影響 　　を及ぼす。 　・学校や地域の環境を健康に適したものとするよう基準が 　　設定されている （イ）食品と健康 　・食品の安全性を確保する基準の設定 （ウ）保健・医療制度及び地域の保健・医療機関 　・保健・医療制度や地域の保健所、保健センター、医療機 　　関などの適切な活用　・医薬品の有効性や安全性の審 　　査　・販売には制限があること　・疾病からの回復や悪 　　化の防止　・医薬品の正しい使用 （オ）健康に関する環境づくりと社会参加 　・健康に関する環境づくり 　・適切な健康情報の活用	健康を支える環境づくりに関する情報から課題を発見し、健康に関する原則や概念に着目して解決の方法を思考し判断するとともに、それらを表現する。

〔出典：文部科学省（2018）高等学校学習指導要領（平成30年告示）解説　保健体育編 体育編（内容を元に著者作成）
https://www.mext.go.jp/content/1407073_07_1_2.pdf （2021.3.3アクセス）〕

のバランスに配慮したペーパーテストの工夫改善、児童生徒の文章による説明や、観察・実験、式やグラフでの表現など、実際に知識や技能を用いる場面を設けるなど、多様な方法を各教科等の特質に応じて適切に取り入れる。

② 「思考・判断・表現」の評価

「思考・判断・表現」の評価は、各教科等の知識及び技能を活用して課題を解決する等のために必要な思考力、判断力、表現力等を身に付けているかどうかを評価する。ペーパーテストのみならず、論述やレポート、発表、グループでの話合い、作品の制作や表現等の多様な活動を取り入れたり、それらを集めたポートフォリオを活用したりするなど、各教科等の特質に応じて評価方法を工夫する。

③ 「主体的に学習に取り組む態度」の評価

「学びに向かう力、人間性等」には、①「主体的に学習に取り組む態度」として観点別評価を通じて見取ることができる部分と、②観点別評価や評定にはなじまず個人内評価を通じて見取る部分があることに留意が必要である。「学びに向かう力、人間性等」の涵養を図ることは、生涯にわたり学習する基盤を形成する上で極めて重要である。したがって「主体的に学習に取り組む態度」の評価とそれに基づく学習や指導の改善を考える際にも生涯にわたり学習する基盤を培う視点を持つことが重要である。単に継続的な行動や積極的な発言等を行うなど、性格や行動面の傾向を評価するというこ

とではなく、知識及び技能を獲得したり、思考力、判断力、表現力等を身に付けたりするために、自らの学習状況を把握し、学習の進め方について試行錯誤するなど自らの学習を調整しながら、学ぼうとしているかどうかという意思的な側面を評価することが重要である。

次の表は、各教科等の評価の観点のイメージである。

表12-2　各教科等の評価の観点のイメージ

観点（例） ※具体的な観点の書きぶりは、各教科等の特質を踏まえて検討	知識・技能	思考・判断・表現	主体的に学習に取り組む態度
各観点の趣旨のイメージ（例） ※具体的な記述については、各教科等の特質を踏まえて検討	（例） ○○を理解している／○○の知識を身に付けている ○○することができる／○○の技術を身に付けている	（例） 各教科等の特質に応じ育まれる見方や考え方を用いて探求することを通じて、考えたり判断したり表現したりしている	（例） 主体的に知識・技能を身に付けたり、思考・判断・表現をしようとしたりしている

（平成28年3月14日 総則・評価特別部会配付資料）
〔出典：文部科学省（2016）幼稚園、小学校、中学校、高等学校及び特別支援学校の学習指導要領等の改善及び必要な方策等について（答申）補足資料、p15 https://www.mext.go.jp/component/b_menu/shingi/toushin/__icsFiles/afieldfile/2017/01/20/1380902_4_1_1.pdf（2021.3.3アクセス）〕

引用参考文献

1）文部省（1988）文部省体育局長通知「健康教育の推進と学校健康教育課の設置について」
https://warp.ndl.go.jp/info:ndljp/pid/11293659/www.mext.go.jp/b_menu/hakusho/nc/t19880701003/t19880701003.html（2020.10.21アクセス）

2）中央教育審議会（2016）幼稚園、小学校、中学校、高等学校及び特別支援学校の学習指導要領等の改善及び必要な方策等について（答申）
https://www.mext.go.jp/b_menu/shingi/chukyo/chukyo0/toushin/__icsFiles/afieldfile/2017/01/10/1380902_0.pdf（2020.10.17アクセス）

3）文部科学省、学習指導要領とは
https://www.mext.go.jp/a_menu/shotou/new-cs/idea/1304372.htm（2020.10.19アクセス）

4）渡邉正樹編著（2019）学校保健概論、光生館、pp161-174

5）徳山美智子、竹鼻ゆかり、三村由香里、上村弘子編著（2020）新版学校保健　チームとして学校で取り組むヘルスプロモーション、東山書房、pp152-161

6）岡田加奈子、河田史宝編著（2016）養護教諭のための現代の教育ニーズに対応した養護学概論－理論と実践－、東山書房、pp176-189

7）中央教育審議会初等中等教育分科会教育課程部会（2016）児童生徒の学習評価の在り方について（報告）の概要

https://www.mext.go.jp/component/b_menu/shingi/toushin/__icsFiles/afieldfile/2019/04/17/1415602_2_1_1.pdf（2020.12.22アクセス）

8）中央教育審議会（2016）幼稚園、小学校、中学校、高等学校及び特別支援学校の学習指導要領等の改善及び必要な方策等について（答申）補足資料

https://www.mext.go.jp/component/b_menu/shingi/toushin/__icsFiles/afieldfile/2017/01/20/1380902_4_1_1.pdf（2020.10.17アクセス）

9）文部科学省（2017）小学校学習指導要領解説

https://www.mext.go.jp/a_menu/shotou/new-cs/1387014.htm（2020.10.24アクセス）

10）文部科学省（2017）中学校学習指導要領解説

https://www.mext.go.jp/a_menu/shotou/new-cs/1387016.htm（2020.10.24アクセス）

11）文部科学省（2018）高等学校学習指導要領解説

https://www.mext.go.jp/a_menu/shotou/new-cs/1407074.htm（2020.10.24アクセス）

② 教科「保健」学習の実際

1）感染症と予防

　感染症は、病原体が主な要因となって発生すること。また、感染症の多くは、発生源をなくすこと、感染経路を遮断すること、主体の抵抗力を高めることによって予防できることを理解する。

2）単元について

⑴　単元観

　感染症は、病原体が環境を通じて主体へ感染することで起こる疾病であり、適切な対策を講じることにより感染のリスクを軽減することができる。

　病原体には、細菌やウイルスなどの微生物があり、その病原体が体に侵入し、感染症が発病することを理解するとともに、感染症を予防するには、消毒や殺菌等により発生源をなくすこと、周囲の環境を衛生的に保つことにより感染経路を遮断すること、栄養状態を良好にするなど体の抵抗力を高めることが有効であることを理解できるようにする必要がある。

⑵　生徒観

　現状、毎日のように新型コロナウイルスの感染に係るニュースが流れ、感染防止対策も様々なメディアで取り上げられている。マスクをすること、手洗い・消毒をすることが日常生活の習慣となりつつある。生徒たちもマスクをする、手洗いをする等のことを習慣として行っているが、学習をすすめることで正しい知識を持ち、自分と周りの人の健康のために必要な取組だという意識がもてるように取り組ませたい。

⑶　指導観

　本時の指導においては、まず感染症とその予防について正しい知識を学ばせることが必要である。正しい知識の中で実践を行うことが有効な感染症の予防につながる。そのことを基盤に現状の事実、新型コロナウイルスに係って厳しい状況があること、様々な取組が行われていることの現実から学ぶことが生徒の力になると考える。また、そうした事実から学んだことを根拠に実際の生活場面等の中で自分の判断で取組をしようとする意識も高めたい。事実に学び、正しい知識と高い意識をもって主体的に感染防止の取組ができる生徒を育てたい。

3）単元の目標

① 健康な生活と疾病の予防について関心を持ち、学習活動に意欲的に取り組もうとすることができる。

② 健康な生活と疾病の予防について、課題の解決を目指して、知識を活用した学習活動などにより、事実から学び、科学的に考え、判断し、そのことを表現することができる。

③ 感染症の予防について正しい知識を理解し、課題の解決にむけて自身の考えと意識をもって取組ができるようになる。

4）単元の評価基準

健康・安全への関心・意欲・態度	健康・安全についての思考・判断	健康・安全についての知識・理解
健康な生活と疾病の予防について関心を持ち、学習活動に意欲的に取り組もうとしている	健康な生活と疾病の予防について、課題の解決を目指して、知識を活用した学習活動などにより、事実から学び、科学的に考え、判断し、そのことを表現している	感染症の予防についての正しい知識、及び課題の解決にむけた実践等について理解している

5）単元の指導と評価の計画

時間	目標及び学習活動	評価基準			評価方法
		関心意欲態度	思考判断	知識理解	
1	感染症の予防 感染症の予防は発生源や感染経路を遮断し、抵抗力を高めることで予防ができることを理解する。	○		◎	活動の観察 グループワークの取組の観察 ワークシート
2 本時	新型コロナウイルス感染の事実に学ぶ 新型コロナウイルスに係って様々な困難な状況が生起していることとその克服にむけた取組等の事実に学び、自分にできることを再確認する。	○	◎		活動の観察 グループワークの取組の観察 ワークシート
3	性感染症の予防 性感染症の予防は性的接触をさけることコンドームの使用が有効であること等を理解する		○	◎	活動の観察 グループワークの取組の観察 ワークシート
4	エイズの予防 エイズの病原体はHIVであることとその予防法について理解する		○	◎	活動の観察 グループワークの取組の観察 ワークシート

6）本時「新型コロナウイルス感染の事実に学ぶ」の指導

(1) 本時の目標

コロナウイルスに係って様々な困難な状況が生起していることとその克服にむけた取組等の事実に学び、自分ができることを再確認する。

(2) 準備物

パソコン室で調べ学習を行う　ワークシート

(3) 展開

過程	学習活動と内容	指導上の留意点と支援	評価基準と評価方法
導入	○感染症予防の３つの予防策について確認をする	○３つの予防策とその具体例も確認をする ①　感染源をなくすこと ②　感染経路を遮断する ③　身体の抵抗力を高めること	○これまでの学習について、教科書やノートから確認をしようとしている
	○新型コロナウイルスの感染源、感染経路及び感染防止対策について調べて、確認する （前時の確認）	○新型コロナウイルスについての感染経路等を確認する ○現状、皆の大きな課題であることを再確認させる	○キーワードを考えるなかでインターネットを活用し、自分で調べようとしている
展開	めあて　事実を調べて、事実に学ぶ		
	○コロナに係って次の事実（今世の中で生起している事）を調べる 　事実を調べて、また、そのことについて自分がどう考えたかをまとめる ①　新型コロナウイルスの感染に係って厳しい状況にある人 ②　新型コロナウイルス感染防止に係る取組について ③　新型コロナウイルス感染や感染防止等に係って生起していること	○事実を調べるとともにそのことで自分が考えたことも記述させ、さらに自分に何ができるかにつなげる ○どう調べるかがわからない生徒には、調べるためのキーワード「厚生労働省」「医療従事者」「コロナ感染症対策」「コロナオンライン授業」「コロナ絆」等を確認させる ○事実を確認することが大切だということ　さらに、そのことをもとに自分なりの考えをもつことも大切だという意識をもたせる	○調べたことを簡潔にまとめている ○自分の考えを明確に記述している ○自分の問題として、できることを含めて取組を考えようとしている

過程	学習活動と内容	指導上の留意点と支援	評価基準と評価方法
展開	○グループ内で簡潔にまとめてあり、納得できる、心に響くものを各グループで選出する ○各グループから発表をする	○簡潔でわかりやすい表現が良い表現であり、伝える力もある。そのことを選考基準と考えさせる ○自分の問題として考えていること、自分の実践に生かそうとしていることを評価する	○仲間の書いた文章の良さを評価しようとしている
まとめ	○私たち一人一人が日常生活でできることは何かを考える ○小さなことでも自分ができることを前向きに取り組もうとする意識が大切だということを理解させる ○感染防止に係る正しい知識と高い意識をもつことをまとめとする	○事実で確認したことを自分たちの日常生活に生かすように考えさせる ○小さなことでも自分ができることを前向きに取り組もうとする姿勢を評価する	○自分自身の問題として考えよう、取り組もうとしている ○自分なりの考えを表現しようとしている

> まとめ　正しい知識、高い意識をもって行動する

引用参考文献

1）文部科学省（2017）中学校学習指導要領解説　保健体育編

2）渡邉正樹編著（2020）学校保健概論　第3版、光生館

第13章　学校保健計画・学校安全計画と学校組織活動

学習の目標

1. 学校保健は学校保健計画に基づき、学校安全は学校安全計画に基づき、計画的に実施する必要があることを学ぶ。

2. 学校保健計画及び学校安全計画は、校長、保健主事、養護教諭、栄養教諭、教諭をはじめとするすべての教職員がかかわりながら組織的に実施する必要があることを学ぶ。

3. 学校保健組織活動には、教職員の保健組織、児童・生徒保健委員会、PTA保健委員会、学校保健委員会などが、学校安全組織活動には、教職員の安全組織、地域学校安全委員会などがあることを学ぶ。

① 学校保健計画・学校安全計画と学校組織活動

　学校は社会の変化を背景に、児童生徒の生活習慣の乱れ、心の健康、アレルギー疾患、性、薬物乱用、感染症など、様々な健康課題を抱えている（4章、5章、7章、8章参照）。また、犯罪や事故、自然災害など学校を取り巻く安全は、社会的な関心を集めている（10章参照）。

　児童生徒にとって安全で安心な生活と学習環境を確保し、健康を保持増進するためには、学校保健目標及び学校安全目標を的確に設定し計画的に実施する必要がある。変化する健康課題に取り組むには、年度ごとに学校保健計画（学校保健安全法　第5条）と学校安全計画（学校保健安全法　第27条）を作成し、カリキュラム・マネジメントの考え方に基づき実施する必要がある。そのためには、校長、保健主事、養護教諭、栄養教諭、教諭をはじめすべての学校教職員の参画と協力が必要であり、保護者及び地域住民や諸機関とも連携を図りながら諸課題の解決にむけ、年度ごとの目標を明確にし、計画－実施－評価－改善のサイクルを確立・維持するよう取り組む必要がある。

1）学校保健計画

⑴　学校保健計画の内容

学校保健安全法の第５条に

　学校においては、児童生徒等及び職員の心身の健康の保持増進を図るため、児童生徒等及び職員の健康診断、環境衛生検査、児童生徒等に対する指導その他保健に関する事項について計画を策定し、これを実施しなければならない

と明示されている。この法的根拠の下、学校保健計画は作成されるため、児童生徒等及び職員の健康診断（３章参照）、環境衛生検査（11章参照）、児童生徒等に対する指導や保健に関する事項について、月ごとに実施内容を示す必要がある。また、児童生徒に対する指導や保健に関する事項については、保健管理に関する事項、保健教育に関する事項（12章参照）、組織活動に関する事項などを児童生徒の健康実態に合わせて具体的に計画に記載していく（表13-1）。

表13-1　学校保健計画に記載する内容

⑺　保健管理に関する事項
　・健康観察や保健調査
　・健康相談
　・健康診断及び事後措置
　・感染症の予防
　・環境衛生検査及び日常における環境衛生
　・その他必要な事項

⑷　保健教育に関する事項
　・体育科・保健体育科の保健に関する指導事項
　・関連教科における保健に関する指導事項
　・道徳の時間における保健に関連する指導事項
　・学級活動・ホームルーム活動における保健に関連する指導事項
　・学校行事の健康安全・体育的行事等の保健に関する行事
　・児童会活動・生徒会活動で予想される保健に関する活動
　・総合的な学習の時間における健康に関する活動内容等
　・個別の保健指導
　・その他必要な事項

⑼　組織活動に関する事項
　・学校内における組織活動
　・学校保健に必要な校内研修
　・家庭、地域社会との連携
　・学校保健委員会
　・その他必要な事項

〔文部科学省（2010）保健主事のための実務ハンドブック、pp12-13をもとに作成〕

⑵　学校保健計画の作成手順

　学校の健康課題から学校の健康目標を設定し、保健主事が中心となり養護教諭や関連職員の協力を得ながら、児童生徒の健康実態に合わせた学校独自の具体的で実施可能な学校保健計画を作成する。

⑶　学校保健計画の評価

　学校保健計画実施後の評価は、学校経営評価の一部であり、評価結果を次年度の計画や活動内容に有効活用しなくてはならない。目標達成を目指す過程（プロセス）にも着目し、全教職員が参画して評価を実施することが望ましい。

２）学校安全計画

⑴　学校安全計画の内容

　学校保健安全法第27条に

　学校においては、児童生徒等の安全の確保を図るため、当該学校の施設及び設備の安全点検、児童生徒等に対する通学を含めた学校生活その他の日常生活における安全に関する指導、職員の研修その他学校における安全に関する事項について計画を策定し、これを実施しなければならない

と明示されている。この法的根拠の下、学校安全計画は、安全管理（生活安全、交通安全、災害安全）、安全教育、組織活動に関する事項について、児童生徒の実態に合わせて具体的に計画に記載していく。

⑵　学校安全計画の作成手順

　学校安全目標を設定し、児童生徒の実態に合わせた学校独自の具体的で実施可能な学校安全計画を作成する。

⑶　学校安全計画の評価

　学校安全計画実施後の評価は、計画－実施－評価－改善サイクルの中で定期的に計画の内容や取り組みを評価し、課題を改善し次年度の計画に組み込み、学校安全活動を充実させる必要がある。

３）学校組織活動

　学校保健・安全活動が円滑に進められ、成果を上げるためには、教職員が役割を分担して活動を組織的に推進することができるような協力体制を確立するとともに、家庭や地域の関連機関と連携を促進する必要がある。

　学校保健にかかわる組織活動としては、教職員の保健組織、児童・生徒保健委員会、

図13-1　学校保健委員会の構成例

〔出典：文部科学省（2010）保健主事のための実務ハンドブック、p18〕

PTA保健委員会、学校保健委員会など、学校安全に係る組織活動としては、教職員の安全組織、地域学校安全委員会などがある。

⑴　教職員の保健・安全組織

　教職員の保健組織及び安全組織は、学校運営組織として、保健部、保健安全部、という名称で校務分掌に位置づけられ、児童・生徒指導部や教育相談部などの他の校内組織と連携を図りながら学校保健活動の推進役として機能する組織である。

　学校長がリーダーシップを発揮して、保健主事、養護教諭、保健体育教員などが活動の中心となり、学校保健計画及び学校安全計画の実施・運営・評価を中心に活動する。

⑵　児童・生徒保健委員会

　特別活動の一分野である児童・生徒会活動も各種委員会のひとつである。児童・生徒の主体的な組織運営と参加により、学校保健の推進を図ることを目標に活動するよう指導し、育成していく。

　主に各学年の学級代表1〜2名が集まり、保健主事や養護教諭など担当教員の指導・助言のもとで活動する。

⑶　PTA保健委員会

　保護者の組織であるこの委員会は、学校と家庭との連携を図るうえで重要な組織である。学校保健委員会への参画や家庭や地域における子ども達の健康づくりの推進役として活動するよう、養護教諭は、PTA保健委員会の活動を支援していくことが求められる。

⑷　学校保健委員会

　学校保健委員会は、学校と家庭、地域を結びながら、学校の健康課題を協議し、健康づくりを推進する組織である。学校保健委員会は、校長、養護教諭・栄養教諭・学校栄養職員などの教職員、学校医、学校歯科医、学校薬剤師、保護者代表、児童生徒、地域の保健関係機関の代表などを主な委員とし、保健主事が中心になって、運営することとされている。この委員会は、1958（昭和33）年に学校保健計画に規定すべき事項として位置付けられ、その後も設置の促進と運営の強化が提言され、現段階では、設置率の向上は見られたものの開催状況の低迷など運用に課題も見られる組織である。

　しかし、現代的な健康課題に対応するためには、学校保健委員会の質の向上、活性化が求められており、そのためには、教育委員会などの行政機関、学校関係者、地域の学校医などの関係団体、保護者及び地域住民などが連携し活動することを積極的に推進していくことが期待されている。

⑸　地域学校安全委員会

　2008（平成20）年1月の中央教育審議会答申「子どもの心身の健康を守り、安全・安心を確保するために学校全体としての取組を進めるための方策について」では、

　PTA、地域のボランティア、自治会、警察などの関係機関と学校が同じテーブルにつき、意見交換や調整を行う連絡会議を開催することが極めて重要である。

としている。連絡会議を開催する際は、学校安全の中核となる教職員や校長などの管理職が地域との窓口として周知され、地方公共団体による参加や幅広い支援を求めながら、日ごろから関係者が連携を深め、児童生徒の安全確保が円滑に行えるように、学校と関係機関等が意見交換や調整を行うことが求められる。

引用参考文献

1）中央教育審議会答申（2008）子どもの心身の健康を守り、安全・安心を確保するために学校全体としての取組を進めるための方策について
2）学校保健安全法（2009）
3）文部科学省（2010）保健主事のための実務ハンドブック
4）文部科学省（2010）学校安全資料『生きる力』をはぐくむ学校での安全教育

② 学校保健計画・学校安全計画と学校保健組織活動の実際

1）学校保健計画の実際

令和2年度

学校保健計画

学校教育目標

　可能性への挑戦　感動　自立
～元気いっぱい！笑顔いっぱい！あいさついっぱい！の白岳っ子をめざして～

学校保健目標

　「心」と「からだ」の健康の大切さを理解し，自分と仲間のいのちを大切にする子供を育てる。

重点項目

　◎　個々の実態に応じた配慮を十分に行い，基本的生活習慣の3本柱『早寝・早起き・しっかり朝ごはん』の定着をめざす。
　◎　自分の体力を高めるために，進んでからだを鍛えようとする子供をめざす。
　◎　なかまとともに，「いのち」を大切にできる子供をめざす。

中学校区で育成すべき資質・能力

　○　思考力・表現力　　○　挑戦する力　　○　情報活用能力　　○　自己理解・自信・自律
　○　協働する力　　　　○　公共心・貢献

推進計画

1．保健教育に関する事項
　1）学年別，月別の教科における保健に関する指導事項
　2）学年別，月別の特別活動における保健に関する指導事項
　　（1）学校行事（主として健康診断，発育測定等。）
　　（2）学級活動（学校保健年間計画の保健目標に基づいて，その他必要に応じて設定し，学級担任，または教職員が指導する。）
　　（3）児童会活動（委員会活動等で児童によって行う。）
　3）教育課程外における保健指導
　　（1）個別指導（休憩時間・放課後を利用し，個人及び小グループでの保健指導）
　　（2）集団指導（朝会時等での全校一斉指導や学級単位での保健指導）
　　[留意事項]
　　（1）ねらいを焦点づけ，他領域とのつながりをもたせながら進めていく。
　　（2）性に関する指導に当たっては，次のことについて留意する。
　　　①発達の段階を踏まえること
　　　②学校全体で共通理解を図ること
　　　③保護者の理解を得ること
　　　④集団指導と個別指導によって相互に補完すること
　　（3）がん教育を行うに当たっては，次の事例に該当する児童等の存在が把握できない場合についても授業を展開する上で配慮して行う。
　　　①小児がんの当事者，小児がんにかかったことのある児童等がいる場合。
　　　②家族にがん患者がいる児童等や家族をがんで亡くした児童等がいる場合。
　　　③生活習慣病が主な原因とならないがんもあることから，特に，これらのがん患者が身近にいる場合。
　　　④がんに限らず，重病・難病等にかかったことのある児童等や，家族に該当患者がいたり，家族を亡くしたりした児童等がいる場合。

2．保健管理に関する事項
　1）健康観察
　　（1）子供達がいきいきと，楽しく豊かな学校生活を送るために，一日の学校生活のスタートである朝の健康観察を丁寧にするとともに，下校するまでの健康観察を行う。

　　2）保健調査票（管理…養護教諭）
　　　（1）子供一人一人の健康状態を知る手立てとし緊急時の速やかな対応のために活用する。
　　　（2）アレルギー等の配慮の必要な疾患について把握し，食物アレルギー対応等について職員研
　　　　　修を行う。
　　3）心の健康の保持増進のための支援
　　　（1）保健室来室児童に対し，必要に応じて健康相談を行う。
　　　（2）スクールカウンセラーと連携をとり，問題解決にあたって指導助言を受ける。
　　　（3）担任と連携を取り，必要に応じて保護者，児童に対して健康相談を行う。
　　　（4）自然災害等による児童の心のケアについて，状況に応じて対応を継続していく。
　　4）環境衛生検査
　　　（1）学校薬剤師と連携をとり，児童が健康で安全に学習できる環境の維持と改善を図る。
　　　（2）教室環境の日常点検を行う。

教室環境点検のポイントについて

　　5）救急処置について
　　　　（別紙「学校管理下における児童生徒の災害の取り扱いに関する留意事項」）

3．組織活動に関する事項
　　1）校内組織での連携
　　2）白岳中学校との連携
　　3）学校保健委員会の開催
　　4）学校医，学校歯科医，学校薬剤師との連携
　　5）スクールカウンセラー，スクールソーシャルワーカーとの連携
　　6）家庭，地域との連携
　　7）地域の関係機関との連携
　　8）その他必要な事項

令和2年度　学校保健計画

		4月	5月	6月	7・8月	9月
保健目標		自分の体を よく知ろう	しっかり朝ごはんを 食べよう	歯を大切にしよう	生活のリズムを 整えよう	早くねよう
主な学校行事		入学式・始業式 定期健康診断 交通安全教室(1年) 通学路の安全点検 遠足	運動会 定期健康診断 避難訓練(大雨) いきいきにっこり生活 カード(小中合同) 「広島県『みんなで減災』 一斉防災教室」	自転車の乗り方教室(3 年) 定期健康診断 歯の参観日(1年) プール開き 避難訓練(不審者)	呉市防災週間(7/6〜 10) 防犯教室 大掃除 終業式 水泳教室 学校保健委員会	始業式 プール納め 野外活動
保健管理	対 人 管 理	健康観察 保健調査 健康診断と事後措置	健康観察 健康診断と事後措置 職員健康診断	健康観察 健康診断と事後措置 職員健康診断	健康観察 職員健康診断	健康観察 職員健康診断 身体測定 野外活動前健康調査 修学旅行の救急体制 の確認と児童の健康管 理
	対 物 管 理	水質検査 校内巡回 医薬品管理 机・いすの適正配置 黒板面の色彩検査 教室環境点検 学校保健計画の 確認・修正	水質検査 校内巡回 医薬品管理 照度, まぶしさ, 騒音 レベルの検査 教室環境点検	水質検査 校内巡回 医薬品管理 プール水質及び 施設・設備の衛生 状態検査 教室環境点検	水質検査 校内巡回 医薬品管理 大掃除 衛生害虫等の検査 教室環境点検	水質検査 校内巡回 医薬品管理 机・いすの適正配置 教室環境点検
保健教育	保健学習 (体育) 3					
	保健学習 (体育) 4					
	保健学習 (体育) 5			けがの防止		
	保健学習 (体育) 6			病気の予防		
	道徳教育	生命の尊さ	規則の尊重	節度, 節制	希望と勇気,努力と強い 意志	節度, 節制
	保健指導 学級活動	全◆健康診断の 受け方 全◆遠足の保健指導	全◆運動会に伴う 指導 全◆規則正しい生活	全◆梅雨時の健康 管理 全◇水泳時の健康 管理 1・2・3・5年 ◇歯の健康 ※1年のみ参観 (養護教諭とTT)	全◆夏休みの生活 5年◇睡眠について (養護教諭とTT)	1・2・3・4・6年 ◆生活のリズムを整 える 5年◆野外活動に伴う 健康管理 6年◆修学旅行に伴う 健康管理 4年◇歯みがき指導 (呉市歯科医師会)
	保健指導 朝 会					
	保健指導 委員会	計画を立てる。	常時活動他	常時活動・歯の健康に 関わる活動(歯の標語)	常時活動他	常時活動他
	健康相談活動			お話しましょう会		
	組織活動 (P)PTCA ☆連携	☆各通信(P)総会 ※職員研修(コロナ対 策, 嘔吐物の処理, 色 覚, 食物アレルギー対 応について等)	☆各通信 ※職員研修(コロナ対 策と熱中症予防につい て)	☆各通信	☆各通信 ☆学校保健委員会	☆各通信 ☆学校保健委員会 だより

※学級活動の欄　◇:1単位時間の指導　◆:短い時間の指導

10月	11月	12月	1月	2月	3月
目を大切にしよう	姿勢をよくしよう	手洗い,うがいをていねいにしよう	早くおきよう	外でしっかり遊ぼう	1年間の健康生活を振り返ろう
修学旅行 陸上教室 陸上記録会	避難訓練(地震・津波) 学習発表会 「広島県『みんなで減災』一斉地震防災訓練」 いきいきにっこり生活カード(小中合同)	大掃除 終業式	始業式 避難訓練(火事) いきいきにっこり生活カード		学校保健委員会 大掃除 卒業証書授与式 修了式
健康観察 職員健康診断 修学旅行前健康調査	健康観察 職員健康診断	健康観察 職員健康診断 職員健康相談	健康観察 職員健康診断 発育測定 職員健康相談	健康観察 職員健康診断 職員健康相談	健康観察 職員健康診断
水質検査 校内巡回 医薬品管理 教室環境点検	水質検査 校内巡回 医薬品管理 教室環境点検	水質検査 校内巡回 医薬品管理 排水の施設・設備の検査 教室環境点検	水質検査 校内巡回 医薬品管理 机・いすの適正配置 換気,温度,一酸化炭素等の検査 教室環境点検	水質検査 校内巡回 医薬品管理 教室環境点検	水質検査 校内巡回 医薬品管理 教室環境点検 学校保健計画の作成
				けんこうな生活	
				育ちゆく体とわたし いのちの学習	
				心と健康 ※応急救護講習	
	病気の予防			病気の予防	
善悪の判断,自立,自由と責任	希望と勇気,努力と強い意志	生命の尊さ	生命の尊さ	節度, 節制	よりよい学校生活,集団生活の充実
全◆社会見学の保健指導 全◆目の健康について	全◆正しい姿勢について 全◆冬に多い病気やけがの予防	全◆冬休みの生活 全◆かぜの予防	全◆生活のリズムを整える 全◆かぜの予防(身体測定時) 6年◇喫煙・飲酒・薬物乱用防止教室(学校薬剤師とTT)	6年◇がん教育(養護教諭とTT)	全◆休業中の保健指導 全◆春休みの生活 全◆1年間の成長をたしかめよう
			早寝・早起き・朝ごはんの劇		
常時活動	常時活動他	常時活動・インフルエンザ予防に関わる活動	常時活動他	常時活動・インフルエンザ予防に関わる活動	一年間の反省
		お話しましょう会			
☆各通信	☆各通信 ※職員研修(インフルエンザ対策について)	☆各通信	☆各通信	☆各通信 ☆学校保健委員会	☆各通信 ☆学校保健委員会だより

2）学校安全計画の実際

令和2年度

学校安全計画

学校教育目標

可能性への挑戦 感動 自立
～元気いっぱい！笑顔いっぱい！あいさついっぱい！の白岳っ子をめざして～

学校安全目標

安全に過ごすことの大切さを理解し，自分のいのちを自分で守ることができる子どもを育てる。

重点目標

自分のいのちを自分で守れる行動を取ろう。
・ 避難訓練事前指導を学級活動における安全指導として取り組み，児童が主体的に自分のいのちを自分で守れる行動について考えることができるようにする。
・ 呉市防災週間の取組，及び呉市防災教育のための手引きを活用し，各教科において防災教育に関連させた取組によって，児童が主体的に自分のいのちを自分で守れる行動について考えることができるようにする。

中学校区で育成すべき資質・能力

○ 思考力・表現力　　○ 挑戦する力　　○ 情報活用能力　　○ 自己理解・自信・自律
○ 協働する力　　　○ 公共心・貢献

推進計画

１．安全教育に関する事項
　１）学年別，月別の教科における安全に関する指導事項
　２）学年別，月別の特別活動における安全に関する指導事項
　　（１）学校行事（交通安全教室，自転車の乗り方教室，避難訓練，防犯教室等）
　　（２）学級活動（学校安全計画の安全目標に基づいて，その他必要に応じて設定し，学級担任または教職員が指導する。）
　　（３）各教科（防災教育に関わって教科の指導内容に関連付けて指導する。）
　　（４）児童会活動（委員会活動等で児童によって行う。）
　３）教育課程外における安全指導
　　（１）個別指導（休憩時間・放課後を利用し，学級で個人及び小グループでの安全指導）
　　（２）集団指導（朝会時等での全校一斉指導や学級単位での安全指導）
　　[留意事項] ねらいを焦点づけ，他領域とのつながりを持たせながら進めていく。

２．安全管理に関する事項
　１）安全管理
　　（１）安全に関する研修
　　　①危機管理マニュアル研修，土砂災害防災研修　等
　　　②プール事故対応訓練（含む AED・心肺蘇生法研修）　等

　　（２）安全点検
　　　①毎月１回安全点検を実施する。
　　　②学期に１回保体部で遊具，固定施設等の安全点検を行う。

３．組織活動に関する事項
　１）　校内組織での連携
　２）　白岳中学校との連携
　３）　家庭，地域との連携（緊急時の児童引き渡し訓練を含む）
　４）　地域の関係機関との連携
　５）　その他必要な事項

令和2年度　学校安全計画
※安全学習の欄　◎防災教育に関わる教育内容（呉市防災教育のために手引き　**平成 30 年**

			4月	5月	6月	7・8月	9月
安全目標			登下校の安全に気を付けよう	いのちを守る避難の仕方を身に付けよう	雨の日の安全に気を付けよう	夏休み中の安全に気を付けよう	廊下・階段での安全な歩行をしよう
関連行事			入学式・始業式 定期健康診断 交通安全教室(1年) 通学路の安全点検 遠足	運動会 定期健康診断 避難訓練(大雨) 「広島県『みんなで減災』一斉防災教室」	自転車の乗り方教室(3 定期健康診断 プール開き 避難訓練(不審者)	呉市防災週間(7/6〜 防犯教室 大掃除 終業式 水泳教室	始業式 プール納め 野外活動
安全管理	対人管理		危機管理対応マニュアル 消防計画作成 生活のきまり設定	運動会の安全のきまりの確認	水泳のきまりの確認 水泳児童監視 降雨期の安全	水泳児童監視	校内での安全な過ごし方
	対物管理		安全点検 屋外遊具点検 通学路の点検 遠足の下見	安全点検 運動会体育用具点検	安全点検 プール設備安全点検、衛生管理	安全点検 プール設備安全点検、衛生管理 通学路の点検	安全点検 屋外遊具点検報告 校庭などの垣藩外の整備
安全教育	安全学習	国語	◎イースター島にはなぜ森林がないのか(6年)		◎新聞記事を読み比べよう(5年)		
		算数			◎一億までの数(3年)	◎かさ(2年)	◎時間と長さ(3年) ◎速さ(6年) ◎図形の拡大と縮図(6
		理科	野外観察時の交通安全 アルコールランプ・虫めがね・移植ごての使い方	カバーガラス・スライドガラス・フラスコの使い方	◎電気の働き(4年) スコップ・ナイフの使い方	試験管ビーカーの使い方 ◎台風と気象情報(5年)	観察中の安全 フラスコ・ガラス管の使い方
		社会	◎学校のまわり(3年)		◎防災センター見学(3年) ◎自然災害を防ぐ(5年)	◎風水害からくらしを守る(4年)	◎市のようす(3年)
		生活	◎通学路を歩こう(1年) 学校のきまり、廊下、階段の歩行	◎学校を歩こう(1年) ◎町探検に行こう(2年)	公園までの交通安全 移植ごてなどの使い方		生き物たんけんの時の安全確認
		図工	はさみ・カッター・ナイフ・絵の具・接着剤の安全な使い方	コンパスの安全な使い方	のこぎり・金づち・くぎ抜き・くぎの使い方	木づち・ゴム・電動のこ・ニスの使い方	
		家庭	針・はさみの使い方	◎はじめてみようクッキング(5年) アイロンの使い方	◎涼しい住まい方を考えよう(6年) 食品の取扱い	◎洗濯をしてみよう(6年) 包丁の使い方	実習時の安全な服装の選び方
		体育	固定施設の使い方 運動場の安全	鉄棒運動時の安全 けがの防止(保健) 集団演技・行動時の安全	新体力テストの安全 水泳時の健康観察 水泳時の安全	◎水遊び(1・2年) ◎水泳運動(3〜6年)	固定施設の使い方 運動場の安全確認
		道徳	◎うちらネコの手ボランティア(6年)				
	安全指導	低学年	◆通学路の確認 ◆安全な給食指導 ◆子ども110番の家 ◇遠足時の安全 ◇交通安全教室(1年)	◆遊具の正しい使い方 ◆運動会に伴う安全 ◆不審者に出会った時の対応	◆雨の日の登下校・安全な過ごし方(土砂災害について) ◇プールの安全な使い方	◇夏休みの生活安全 ◆プールの安全指導	◆校内の安全な歩行
		中学年	◆通学路の確認 ◆安全な登下校	◆休み時間の安全な過ごし方 ◆運動会に伴う安全 ◆不審者に出会った時の対応	◇交通安全教室(3年) ◆雨の日の登下校・安全な過ごし方(土砂災害について) ◆プールの安全な使い方	◇夏休みの生活安全 ◆プールの安全指導	◆校内の安全な歩行
		高学年	◆通学路の確認 ◆安全な登下校	◆休み時間の安全な過ごし方 ◆運動会に伴う安全 ◆不審者に出会った時の対応	◆雨の日の登下校・安全な過ごし方(土砂災害について) ◆プールの安全な使い方	◆野外活動に伴う安全 ◇夏休みの生活安全 ◆プールの安全指導	◆校内で起きる事故やけがの防止
	児童委員会活動			ストップ10キャンペーン			ストップ10キャンペーン
組織活動 (含：職員研修)			地区巡視 校門指導 (P)交通安全街頭指導 呉子ども交通安全隊 児童安全委員会活動 職：危機管理マニュアル研修、吐物処理研修、色覚研修、エピペンの研修	地区巡視 (P)交通安全街頭指導 呉子ども交通安全隊 児童安全委員会活動	地区巡視 (P)交通安全街頭指導 呉子ども交通安全隊 児童安全委員会活動 職：プール事故対応訓練(AED・心肺蘇生法研修)	地区巡視 (P)交通安全街頭指導 呉子ども交通安全隊 児童安全委員会活動 学校保健委員会	地区巡視 (P)交通安全街頭指導 呉子ども交通安全隊 児童安全委員会活動 学校保健委員会

3月 ※学級活動の欄 ◇：1単位時間の指導 ◆：短い時間の指導

10月	11月	12月	1月	2月	3月
見学時の安全に注意しよう	地震時に安全な避難をしよう	冬休み中の安全に気を付けよう	火災時に安全な避難をしよう	廊下・階段での安全な歩行をしよう	健康・安全な生活の反省をしよう
修学旅行 陸上教室 陸上記録会	避難訓練（地震・津波） 学習発表会 広島県「みんなで減災」 一斉地震防災教室	大掃除 終業式	始業式 避難訓練（火事）		大掃除 卒業証書授与式 修了式
電車・バスの安全な待ち方及び乗降の仕方 災害時の安全	体育館内外の安全な出入りの仕方 災害時の安全	教室内での安全な過ごし方	火災時の安全		一年間の対人管理の評価・反省
安全点検	安全点検 体育館内外の点検	安全点検 通学路の点検	安全点検 屋外遊具点検報告	安全点検	安全点検 一年間の学校環境、安全点検の評価・反省 通学路の点検
	◎働く犬について調べよう盲導犬の訓練(3年) ◎町の幸福論(6年)				
			◎割合(5年)		
◎流れる水の働き(5年) ◎天気の変化(5年) 太陽観察時の注意	ポリ袋・ゴム風船の使い方 塩酸・水酸化ナトリウムの取扱い方	鏡・凸レンズ・ガラス器具の使い方	蒸発皿の使い方	針金・プラスチックの使い方	
		◎わたしたちの生活と政治(6年)		◎自然災害を防ぐ(5年)	◎世界との未来と日本の役割(6年)
町探検の時の交通安全			町探検の時の交通安全		
彫刻刀の管理の仕方と使い方 カッター・ナイフの使い方	ラッカー・シンナーの取扱い方	竹ひご・細木の使い方	彫刻刀の管理の仕方と使い方		共同作品作成時の安全
熱湯の安全な取り扱い方	ミシンの使い方	◎ご飯と味噌汁を作ろう(5年) 油の安全な取扱い	ガスコンロの使い方	調理用具の使い方	調理器具の安全な使い方
マット運動時の安全	とび箱運動時の安全	ボール運動時の安全	持久走時の安全 ※薬物乱用防止教室(保健)(6年)	◎応急救急訓練・けがの手当(5年) 跳躍運動時の安全	
◇見学時の安全	◆校庭の使い方の決まり ◇地震が起きた時の対応	◇冬休みの安全な過ごし方	◆火事が起きた時の対応		◆一年間の反省 ◆けがをしないために
◇見学時の安全	◆校庭の安全な使い方 ◇地震が起きた時の対応	◇冬休みの安全な過ごし方	◆火事が起きた時の対応		◆一年間の反省 ◆けがをしやすい時間と場所
◆修学旅行に伴う安全 ◇見学時の安全	◆校庭で起こる事故の防止 ◇地震が起きた時の対応	◇冬休みの安全な過ごし方	◆火事が起きた時の対応		◆一年間の反省 ◆けがの種類と応急処置
			ストップ10キャンペーン		
地区巡視 職：避難訓練の反省 (P)交通安全街頭指導 呉子ども交通安全隊	地区巡視 (P)交通安全街頭指導 呉子ども交通安全隊	地区巡視 (P)交通安全街頭指導 呉子ども交通安全隊	地区巡視 職：避難訓練の反省 呉子ども交通安全隊	(P)交通安全街頭指導 呉子ども交通安全隊	学校保健委員会 (P)交通安全街頭指導 呉子ども交通安全隊 呉子ども交通安全隊引継ぎ式(全・職)

３）学校保健委員会の実際

⑴　学校保健委員会の参加者

　　学校医（内科医・歯科医・耳鼻科医・眼科医）学校薬剤師、学校評議員、PTA役員

　　校長、教頭、主幹教諭、保健主事（養護教諭）、栄養教諭、体育主任、（児童）

⑵　学校保健委員会の開催回数

　　年２回…８月、２月

⑶　学校保健委員会の内容の工夫

　学校保健委員会をマンネリ化させないために、

①　その時期の話題に合った児童の健康課題を議題にする。

②　報告だけでなく、参加者が協議できる場を持つようにする。

③　教育活動（食育劇、児童の活動の様子等）を見ていただく場を設定する。

④　議題によって、児童も参加したり、発表したりする場面を持つようにする。（健康
　　に関わる活動に取組んだ児童保健委員会や児童給食委員会、児童体育委員会の活動等）

⑷　学校保健委員会での協議方法

①　グループ作りをする。

　　グルーピングの方法として、話し合いの話題によって、各立場（学校医、学校評議員、
　　PTA役員、学校職員）の方が同じグループで話し合えるようにグループを作っておく
　　方法と、ランダムにグループを作る方法（資料に番号を振っておいて、その番号でグ
　　ループに分かれる方等）を用いる。

②　話し合いの方法として

　　学校側から定期健康診断結果、体力テスト結果等について報告した後に、参加者に
　　課題や意見、改善のアイデア等を付箋に書いてもらい模造紙に貼って発表する、ダイ
　　ヤモンドランキング法やKJ法を活用する。

③　話し合いの内容の共有化

　　各グループで話し合ったことを模造紙等で、発表し合うことにより、課題を共有し
　　たり、意見やアイデアをもらえたりする場面となる。そのことが、学校保健をPDCA
　　サイクルで取り組んでいくヒントとなる。

※令和2年第1回目の学校保健委員会の内容

【ねらい】学校・家庭・地域が一体となって健康教育を進め、子供達の健康づくりを
　　　　推進する。

【議　題】白岳小の新型コロナウイルス感染症対策及び子供達への影響について
　　　　～子供達の心・体・基本的生活習慣から考える～

【内　容】

1．報　告　1）白岳小が行っている新型コロナウイルス感染症対策について
　　　　　　2）気になる子供達の実態について

2．協　議　白岳小の新型コロナウイルス感染症対策について、また気になる子供
　　　　　　達の実態を話し合い、学校・家庭・地域で共通認識し、課題を解決し
　　　　　　ていく方法を考える。

　　1）各グループで白岳小の新型コロナウイルス感染症対策について、また気に
　　　　なる子供達の実態や課題について、カードに書き出し合う。

　　2）今後、どのような手立てが考えられるかについて、カードに書き出し合う。

　　3）グループ発表を行う。

3．まとめ

　　校医さんより、指導助言

※学校保健委員会だより

開催後、参加者また参加できなかった方、全家庭に配付し、内容をお知らせしている。

学校保健委員会だより

令和2年9月10日　呉市立白岳小学校

本年度、第1回学校保健委員会を、8月31日に開催しました。内容をお知らせします。

学校保健委員会とは
学校における健康の問題を協議し、健康つくりを推進する組織です。また、様々な健康問題に適切に対処するために家庭・地域社会等の教育力を充実する観点から学校と家庭・地域社会を結ぶ組織でもあります。年2回また必要に応じて随時、開催していきます。白岳小の子ども達の心と体が、健康に過ごせるように取り組んでいきます。

【参加者】 学校医（内科　神垣先生、歯科　森岡先生、学校薬剤師　濱崎先生）PTA（PTA会長　藤脇様をはじめ執行部の皆様、各部の部長・副部長の皆様、保体部員の皆様）小学校（校長、教頭、主幹教諭、保健主事、栄養教諭、体育主任）

報告1　白岳小の新型コロナウイルス感染症対策についての報告

休校後の新しい学校生活様式について、感染防止のための消毒の仕方、感染症発生時の対応について、感染症と熱中症の特徴と対策について、体育科授業でのソーシャルディスタンスについて等、職員研修を重ねています。保体部のみなさんに手洗い場の下に足形をつけていただいたおかげで、ソーシャルディスタンスに気を付け、手洗いの習慣もついてきました。放送で手洗いや換気、熱中症予防などを呼びかけています。

安全で安心な給食を目指して、給食時間は静かに「もくもく給食」…『いただきます』をしてマスクを外す、食べ終わったらマスク、食べる時は前を向き黙って食べることを徹底しています。給食室前の密を防ぐために、時間差で取りに行ったり片付けたりしています。他児の残菜に触れないように、調理員が片付けています。

報告2　気になる子供達の実態

・昨年度より全学年で肥満傾向が進みました。
・昨年度より、寝る時刻の目標が守られなかった児童が増えました。
・休校中、1日4時間以上メディアに触れていた児童は、今もメディア時間が多い傾向です。

肥満傾向児出現率（R2）

本校 ■全国　1年 2年 3年 4年 5年 6年

・いきいきにっこり生活週間の間、毎日バランスのよい3色の朝ごはんを食べている児童は42%、5日間のうち、3日間が3色の朝ごはんを食べることができた児童は62%でした。
・体力面で、ソフトボール投げと50M走で県平均を達成した児童の割合が、男女とも去年より極端に減っている学年が多いです。

協議

白岳小の新型コロナウイルス感染症対策について、気になる児童の実態について、課題を解決していく方法を考える。

親子で話し合って、ゲーム等のルールを作るようにしたいです。家庭での生活にメリハリが必要ですね。

運動不足解消のために、親子で家の中でできる運動をしたり、一緒に歩いたり、簡単な運動をしていきたいです。

ずっと食べている子もいるし、食欲が落ちている子も…。買い置きはできるだけやめて、朝ごはんをしっかり食べさせたいです。

【校医さんより指導助言】

内科医・神垣先生‥これから高熱が出た場合、かかりつけ医で、インフルエンザと新型コロナウイル感染症の検査を両方行うようになってきます。コロナウイルスで、子供の重症者は出ていません。必要以上に恐れず、子供の話をよく聴き、共感してあげることを大切にしていってください。また、大人のセルフケアも大切にしてください。（資料：新型コロナウイルスに負けないために～国立成育医療研究センターこころの診療部…ネットで検索してみてください）

歯科医・森岡先生‥人は習慣化されたものがあるので、習慣が崩れると様々な影響が出てきます。大人もスマホを見ている時間は多いですね。大人もそうであるように、子供はさらに難しいです。スマホをやめて、一緒に会話する等、暇な時間の過ごし方を親子で考えてほしいです。大人がストレスをためないことが子供の心の安定には必要ですから。

学校薬剤師・濱崎先生‥新型コロナウイルス感染症は初めて出会う病気ですが、大人が過敏になると、その姿を見ていて子供が不安を感じてしまいます。子供の心のケアを大切にしていってください。

【深見校長より】
子供達は、コロナ・熱中症予防をがんばっています。今は気温が高いので、熱中症予防のために、外遊び・外での体育をやめています。引き続き、学校での取組について、ご理解ご協力お願いします。

～ 第1回の学校保健委員会にご参加くださった皆様、大変ありがとうございました。～

第14章　特別支援を要する子ども

学習の目標

1．学校教育法関係法規に示される特別支援学校への位置づけを理解する。
2．特別支援学校に就学するまでの流れを理解する。
3．特別支援を要する子どもの教育環境・配慮点を理解する。

1）特別支援学校とは

　文部科学省は、「特別支援教育」について次のように定義している。

　　特別支援教育とは、障害のある幼児児童生徒の自立や社会参加に向けた主体的な取組を支援するという視点に立ち、幼児児童生徒一人一人の教育的ニーズを把握し、その持てる力を高め、生活や学習上の困難を改善又は克服するため、適切な指導及び必要な支援を行うものです。

　2007（平成19）年４月から、「特別支援教育」が学校教育法に位置づけられ、すべての学校において、障害のある幼児児童生徒の支援をさらに充実していくこととなり「養護」する視点の「保護のもと助けること」から始まり、「自立や社会参加に向けた主体的取り組みを支援する」という視点の教育に変わったのである。
　2006（平成18）年までは「養護学校」としていた名称は、「特別支援学校」となった。特別支援教育の本格的実施（平成18年３月学校教育法等改正）により、「特殊教育」から「特別支援教育」へ、盲・聾・養護学校から特別支援学校、特別支援学校のセンター的機能や小中学校における特別支援教育等が付された。
　特別支援教育についてまとめた文部科学省作成のパンフレットを図14-1に示す。

2）法規に基づく特別支援教育

　特別支援学校の関係法規は、主に学校教育法並びに学校教育法施行令があり、特別支援学校の役割、教育内容等が示されている。児童の発達、個別性に配慮した教育環境整備がなされたのである。

図14-1　「特別支援教育」パンフレット

〔出典：文部科学省（2007）特別支援教育　子ども一人一人の教育的ニーズにこたえます！ https://www.mext.go.jp/a_menu/shotou/tokubetu/main/__icsFiles/afieldfile/2015/10/06/1243505_001.pdf（2020.11.30アクセス）〕

⑴　**児童の成長・発達に合わせて適切な教育環境を整備すること**：学校教育法（昭和二十二法律第二十六号）第八十一条（略）第2項では、

　　小学校、中学校、高等学校及び中等教育学校には、次の各号のいずれかに該当する児童及び生徒のために、特別支援学級を置くことができる。
　　一　知的障害者、二　肢体不自由者、三　身体虚弱者、四　弱視者、五　難聴者、六　その他障害のある者で、特別支援学級において教育を行うことが適当なもの

としている。

⑵　**療養中の児童の教育環境の整備**：学校教育法（昭和二十二法律第二十六号）第八十一条第3項では、

　　前項に規定する学校においては、疾病により療養中の児童及び生徒に対して、特別支援学級を

設け、又は教員を派遣して、教育を行うことができる。

としているため、児童の発達・成長に合わせて適切な教育環境が整備されている。

(3) **特別支援学級の整備**：学校教育法施行規則（昭和二十二年文部省令第十一号）第百三十七条では、

特別支援学級は、特別の事情のある場合を除いては、学校教育法第八十一条第二項各号に掲げる区分に従つて置くものとする。

とし、特別支援学級の設置について示している。

(4) **小学校・中学校の特別の教育課程**：第百三十八条では、

小学校若しくは中学校又は中等教育学校の前期課程における特別支援学級に係る教育課程については、特に必要がある場合は、第五十条第一項、第五十一条及び第五十二条の規定並びに第七十二条から第七十四条までの規定にかかわらず、特別の教育課程によることができる。

としている。

(5) **情緒障害者を対象とする特別支援学級の整備**：通知（「障害のある児童生徒の就学について」〔平成14年5月初中局長通知〕、「「情緒障害者」を対象とする特別支援学級の名称について」〔平成21年2月初中局長通知〕）第1　障害のある児童生徒の就学すべき学校の決定及び障害の判断に当たっての留意事項が示してあり、2項には、小学校又は中学校への就学について示されている。

(6) **特殊学級の整備**：特殊学級について、

学校教育法第75条第1項（注：現第81条第2項）及び学校教育法施行規則第73条の18（注：現第137条）の規定に基づき特殊学級を置く場合には、以下の各号に掲げる障害の種類及び程度の児童生徒を対象として適切な教育が行われることが適当であること。（略）

としている。障害の種類及び程度については、

ア～オ（略）、カ　言語障害者、キ　自閉症・情緒障害者

について示されている。

⑺ **通級指導に関する特別の教育課程について**：通級指導に関する規定には、学校教育法施行規則（昭和二十二年文部省令第十一号）第百四十条では、

　　小学校若しくは中学校又は中等教育学校の前期課程において、次の各号のいずれかに該当する児童又は生徒（特別支援学級の児童及び生徒を除く。）のうち当該障害に応じた特別の指導を行う必要があるものを教育する場合には、文部科学大臣が別に定めるところにより、第五十条第一項、第五十一条及び第五十二条の規定並びに第七十二条から第七十四条までの規定にかかわらず、特別の教育課程によることができる。

　　一　言語障害者、二　自閉症者、三　情緒障害者、四　弱視者、五　難聴者、六　学習障害者、七　注意欠陥多動性障害者、八　その他障害のある者で、この条の規定により特別の教育課程による教育を行うことが適当なもの

と示している。

⑻ **障害のある児童生徒の就学について**：「障害のある児童生徒の就学について」〔平成14年5月初中局長通知〕には、

　　第1　障害のある児童生徒の就学すべき学校の決定及び障害の判断に当たっての留意事項＞2　小学校又は中学校への就学＞b　通級による指導＞ア～エ（略）、オ　肢体不自由者、病弱者及び身体虚弱者の就学について示されている。

　　平成五年文部省告示第七号において、

　　当該児童又は生徒の障害に応じた特別の指導（以下「障害に応じた特別の指導」という。）を、小学校又は中学校の教育課程に加え、又はその一部に替えることができるものとする。

　　1　障害に応じた特別の指導は、**障害の状態の改善又は克服を目的とする指導**とする。ただし、特に必要があるときは、心身の故障の状態に応じて各教科の内容を補充するための特別の指導を含むものとする。

　　2　障害に応じた特別の指導に係る授業時数は、規則第百四十条第一号から第五号まで及び第八号に該当する児童又は生徒については年間三十五単位時間から二百八十単位時間までを標準とし、同条第六号及び第七号に該当する児童又は生徒については年間十単位時間から二百八十単位時間までを標準とする。

としている。

(9) **校長の役割**：学校教育法施行令第19条及び第20条には、「校長の義務」が記されている。学校教育法施行規則第20条には、「校長の資格」について示されている。

コラムに特別支援教育の1コマを紹介する。知的障害のある子どもたちの算数教育の場面である。

コラム りんごの数（神奈川県　○○特別支援学校　算数研修モデル）

りんごが ●●●●● 5つ あります。

子どもに数えさせ、「先生に5つとって下さい」と言いました。

子どもは、ひとつずつ指差して数えた上で、最後のりんごを1つとって渡してくれました。

子どもは、どうしてこのような答えをしたのですか。

また、初歩的な数量について理解するには、どのような基礎的な力を獲得しなければなりませんか。

・子どもの心身の発達段階、学習段階を理解し適切な指導の難しさを示しています。

・子どもは、5つ目のりんごと理解し、教員は、りんご5つ全てを取ると思ったわけです。このように言葉でのコミュニケーションが困難な子どもたちの行為の意図を理解することも大切になります。

3）特別支援教育をめぐる制度改正の歴史と現状

(1) 特別支援教育をめぐる制度改正の歴史

障害のある子どもの学びの場については、障害者権利条約の理念を踏まえ、障害のある子どもと障害のない子どもが可能な限り共に教育を受けられるように条件整備や、障害のある子どもの自立と社会参加を見据え、一人一人の教育的ニーズに最も的確に応える指導を提供できるよう、通常の学級、通級による指導、特別支援学級、特別支援学校といった、連続性のある多様な学びの場の整備を行ってきた。近年の制度改正は、以下

の通りである。

2007（平成19）年４月：特別支援教育の本格的実施（平成18年３月学校教育法等改正）

2011（平成23）年８月：改正障害者基本法施行

2012（平成24）年７月：「共生社会の形成に向けたインクルーシブ教育システムの構築のための特別支援教育の推進」

2013（平成25）年９月：就学制度改正（平成25年８月学校教育法施行令改正）

2014（平成26）年１月：障害者権利条約批准

2015（平成27）年４月：高等学校・特別支援学校高等部における遠隔教育の制度化（学校教育法施行規則等改正）

2016（平成28）年４月：障害者差別解消法施行（平成25年６月制定）

2016（平成28）年６月：改正児童福祉法施行（公布日施行）
　　　　　　　　　　　　・医療的ケア児の支援に関する保健、医療、福祉、教育等関係機関の連携の一層の推進

2016（平成28）年８月：改正発達障害者支援法施行（平成28年６月改正）

2017（平成29）年４月：新特別支援学校幼稚部教育要領、小学部・中学部学習指導要領公示

2018（平成30）年４月：高等学校等における通級による指導の制度化（平成28年12月学教法施行規則等改正）

2018（平成30）年８月：個別の教育支援計画の作成における関係機関との情報共有の制度化（学教法施行規則改正。公布日施行）

2018（平成30）年９月：小中学校段階の病気療養児に対する同時双方向型授業配信の制度化（通知）

2019（平成31）年２月：新特別支援学校高等部学習指導要領公示

2019（令和元）年９月：「新しい時代の特別支援教育の在り方に関する有識者会議」を設置

2019（令和元）年11月：高等学校等におけるメディアを利用して行う授業に係る留意事項について（通知）

2020（令和２）年４月：学校教育法施行規則改正

4）特別支援学校就学の現状と課題

　特別支援学校就学に至るまでの過程は複雑になっている。就学に向けた相談や就学前健康診断を通して、発達障害状況に合わせ、さらに通学等に配慮した地域の特性、学校の設置状態等によって選定される。

⑴ 特別支援学校就学の流れ

　障害のある児童生徒の就学先決定について（手続の流れ）は、図14-2のとおり複雑である。

⑵ 特別な教育を必要とする児童の決定される児童数の差異と要因

　2018（平成30）年度の特別支援学校に通学する児童は、256,671名であった。文部科学省が実施した学校教育法施行令第22条の３に規定する障害の程度に該当し特別な教育的支援を必要とする児童生徒に関する調査が市区町村教育委員会を対象に行われ、2019（令和元）年５月１日現在学校教育法施行令第22条の３に該当する在籍者数は、2019（令和元）年度の小学校及び特別支援学校就学予定者（新第１学年）として、2018（平成

図14-2　障害のある児童生徒の就学先決定について（手続の流れ）

〔出典：文部科学省（2019）日本の特別支援教育の状況について　新しい時代の特別支援教育の在り方に関する有識者会議、p12 https://www.mext.go.jp/kaigisiryo/2019/09/__icsFiles/afieldfile/2019/09/24/1421554_3_1.pdf（2020.11.30アクセス）〕

30）年度に市区町村教育支援委員会等の調査・審議対象となった人数は62,442人（前年度57,444人）である。そのうち市区町村教育支援委員会等により学校教育法施行令第22条の3に該当すると判断された人数は10,887人（前年度10,300人）であり、就学指定先が特別支援学校であった人数は8,003人、小学校であった人数は2,835人である。

⑶　増加し続ける児童数

　文部科学省の調査によると、特別支援学校においても特別支援学級においても通常学級に通学する児童は少子化の時代背景から減少傾向にあるが、主に知的障害のある児童が増加し続けている調査結果があり、特別支援学校が不足し通学できない児童が増加している状態にある。また、発達障害の可能性のある児童が、通常の学級に6.5％在籍しており、適切な教育が得られるよう早急な教育環境の整備が求められている。3,430（*3,622）の公立特別支援学校における教室不足の現状（2016（平成28）年10月1日現在）がある。100〜200に及ぶ教室が不足している都県（茨城県 142、栃木県 129、埼玉県 232、千葉県 192、東京都 245、神奈川県 256、静岡県 214、愛知県 224、兵庫県 133、福岡県 130、熊本県 171）をはじめ、47の都道府県で公立特別支援学校における教室が不足している現状を早急に解消していく必要がある。

⑷　市区町村における教育支援委員会等

　市区町村における教育支援委員会等の設置状況（2017（平成29）年10月1日現在）設置している市区町村は、1,733で全体の99.4％にあたり、設置していない市区町村は、11市区町村で、全体の0.6％に当たる。

※「設置している」市区町村の設置形態は、「単独設置」が、88.2％で、「共同設置（市区町村が2以上共同して設置）」11.8％となっている。

⑸　特別支援学校学習指導要領の主な特徴

　特別支援学校における配慮事項では、障害種別ごとに指導計画の作成に当たっての配慮事項が示されている。児童の障害状況に合わせた教育環境の整備や発達支援を目指している。

①　視覚障害における配慮事項
　・的確な概念形成と言葉の活用・点字等の読み書きの指導・指導内容の精選等・コンピュータ等の情報機器や教材等の活用・見通しをもった学習活動の展開

---

* 2015（平成27）年10月1日現在の人数。

図14-3　特別支援教育の対象の概念（義務教育段階）

〔出典：文部科学省（2019）日本の特別支援教育の状況について　新しい時代の特別支援教育の在り方に関する有識者会議、p5 https://www.mext.go.jp/kaigisiryo/2019/09/__icsFiles/afieldfile/2019/09/24/1421554_3_1.pdf（2020.11.30アクセス）〕

図14-4　特別支援学級在籍者数の推移と現在の状況

〔出典：文部科学省（2019）日本の特別支援教育の状況について　新しい時代の特別支援教育の在り方に関する有識者会議、p10 https://www.mext.go.jp/kaigisiryo/2019/09/__icsFiles/afieldfile/2019/09/24/1421554_3_1.pdf（2020.11.30アクセス）〕

② 肢体不自由における配慮事項

・「思考力、判断力、表現力等」の育成・指導内容の設定等・姿勢や認知の特性に応じた指導の工夫

・補助具や補助的手段、コンピュータ等の活用・自立活動の時間における指導との関連

③ 聴覚障害における配慮事項

・学習の基盤となる言語概念の形成と思考力の育成・読書に親しみ書いて表現する態度の育成

・言葉等による意思の相互伝達・保有する聴覚の活用・指導内容の精選等

・教材・教具やコンピュータ等の活用

④ 病弱における配慮事項

・指導内容の精選等・自立活動の時間における指導との関連・体験的な活動における指導方法の工夫

・補助用具や補助的手段、コンピュータ等の活用・負担過重とならない学習活動

・病状の変化に応じた指導上の配慮

などであり、障害種別ごとに適切な指導が行われるよう配慮事項が示されている。

5）特別支援学校・特別支援教育の教員の免許状制度と教育体系について

(1)　学校教育法施行規則における特別支援学校の教員免許状

① 特別支援学校の教員は、幼稚園、小学校、中学校又は高等学校の教諭免許状のほか、特別支援学校教諭免許状を有していなければならない（法第3条第3項）。ただし、専ら「自立教科等」の教授を担任する教員は、「自立教科等」について授与された特別支援学校教諭免許状を有していればよい（同条同項）。

② 法第3条の規定にかかわらず、幼・小・中・高の教諭免許状を有する者は、「当分の間」特別支援学校の相当する部の教諭等となることができる（法附則第15項）。

③ 特別支援学級担任や、通級による指導を担当する教員については、特別支援学校教諭免許状を有すること等の法令上の規定はない。なお、小・中学校等の教諭免許状を取得する際には、「教育の基礎的理解に関する科目」10単位（一種免許状の場合）の中で、「特別の支援を必要とする幼児、児童及び生徒に対する理解」を含めて修得することとなっている（規則第3条表・第4条表）。

④ 特別支援学校教諭の免許状は、特別支援教育領域を定めて授与される（法第4条の

2）。特別支援教育領域は、視覚障害者、聴覚障害者、知的障害者、肢体不自由者又は病弱者（身体虚弱者を含む。）に関する教育の5領域（法第2条第5項）。免許状の授与を受けた後、新たに特別支援教育領域を追加することも可能（法第5条の2第3項）。

⑤ 2006（平成18）年の法改正により、2007（平成19）年4月1日から、従前の盲学校教諭免許状、聾学校教諭免許状、養護学校教諭免許状は、特別支援学校教諭免許状となった。従前の盲学校教諭免許状を有する者は視覚障害者教育領域の免許状を、聾学校教諭免許状を有する者は聴覚障害者教育領域の免許状を、養護学校教諭免許状を有する者は知的障害者、肢体不自由者、病弱者教育領域の免許状を授与されたものとみなされる。

表14-1　横浜市立の特別支援学校

対象障害種	学　校　名	特　　色	所　在　地
知的障害	日野中央高等特別支援学校	■高等部のみの学校 ■知的障害が軽い生徒を対象 ■企業への就職100%をめざす	港南区日野中央2-25-3
	二つ橋高等特別支援学校		瀬谷区二ツ橋町470
	港南台ひの特別支援学校	■小・中学部、高等部で構成 ■中・重度障害の児童生徒が中心 ■企業への就職はほとんどない	港南区港南台5-3-2
	本郷特別支援学校		栄区小菅ヶ谷3-37-12
肢体不自由	上菅田特別支援学校	■小・中学部、高等部で構成 ■肢体不自由のみの障害や重複障害の児童生徒を対象 　企業への就職はほとんどいない	保土ヶ谷区上菅田町462
	中村特別支援学校	■小・中学部で構成 ■各校に上菅田特別支援学校高等部の分教室あり ■大部分の児童生徒に重度重複障害がある ■企業への就職はいない	南区中村町4-269-1
	北綱島特別支援学校		港北区綱島西5-14-54
	新治特別支援学校		緑区新治町768
	東俣野特別支援学校		戸塚区東俣野町1103-1
視覚障害	盲特別支援学校	■幼稚部、小・中学部、高等部（本科、専攻科）で構成 ■卒業生の半数程度が就職	神奈川区松見町1-26
聴覚障害	ろう特別支援学校	■幼稚部、小・中学部、高等部（普通科、生産流通科）で構成 ■卒業生の半数程度が就職	保土ヶ谷区常盤台81-1
病　弱	浦舟特別支援学校	■小・中学部で構成 ■児童生徒は市内4カ所の病院に入院しながら授業を受ける（院内学級）	南区浦舟町3-46 浦舟複合施設11階

〔出典：横浜市教育委員会（2018）https://www.city.yokohama.lg.jp/kurashi/kosodate-kyoiku/kyoiku/sesaku/tokubetusien/yokohamatokubetusien/shugyoujirei.files/0007_20180817.pdf（2021.3.22アクセス）〕

⑵　特別支援教育の免許状の種類

　教員の免許状の種類は、二種免許状、一種免許状、専修免許状があり取得要件が示されている。例えば専修免許状取得の場合、基礎資格の修士＋幼、小、中又は高の教諭の普通免許状に加えて特別支援教育の基礎理論に関する科目等の50単位を取得する必要がある。また、現職教員が免許法認定講習等での単位修得（教育職員検定）などで取得する方法もある。

⑶　市町村の特別支援教育体制

　特別支援学校教育の体系は、都道府県や市町村によって相違がある。特別支援学校、個別支援学級、通級指導教室などの教育体系がある。

6）教育環境の整備と課題

⑴　医療的ケア児、障害特性に応じた専門教育と環境整備

　医学の進歩を背景として、NICU等に長期入院した後、引き続き人工呼吸器や胃ろう等を使用し、たんの吸引等の医療的ケアが日常的に必要な子どもの数は18,000人を超えている。医療的ケアの必要な子どもたちやその家族への支援は、医療、福祉、保健、子育て支援、教育等の多職種連携が必要不可欠となっており、特別支援学校に看護師の配置や派遣を行い患児の教育時間内の医療的ケアや見守り等の健康管理を行っている。親子での通学も多く、子どもの教育保障には、食事形態、移動手段、ADLの支援などが求められる。

　なお、健康教育や障害特性に応じた発育促進・健康管理・医療的ケアの実施などの教育や環境整備等が重要になっており、通学を含めた環境整備や家庭と連携し適切な学習や発達支援が求められる。さらには、コーディネーターや障害者支援事業所のソーシャルワーカーとの連携により地域における特別支援教育のセンター的機能が求められている。表14-2は、筆者が作成した。

⑵　医療・教育・福祉が連携した支援

　医療的ケア児[1]コーディネーター制度が整備され研修体制が整備された。医療・教育・福祉が連携し呼吸器ケアなど医療依存度が高い児童の教育環境の整備や家族のケアの軽減を図ることを目的としている。

注

1）医療的ケア児とは、医学の進歩を背景として、NICU等に長期入院した後、引き続き人工呼吸器や胃ろう等を使用し、たんの吸引や経管栄養などの医療的ケアが日常的に必要な児童のこと。

児童福祉法の改正　第五十六条の六第二項

表14-2　医療的ケア児を含めた障害児の個々の状況に合わせた支援（案）

肢体不自由児	身体障害 （単一障害）	知的障害軽度 （重複障害）	知的障害重度 （重複障害）	医療的ケア （医療依存度低）	医療的ケア （医療依存度高）	重複障害 （呼吸器等 医療依存度高）
	肢体不自由児	重複障害児	重症心身障害児	医療的ケア児	医療的ケア児	医療的ケア児 （准超重症児・ 超重症児）
看護師等	養護教員等	養護教員等	特別支援学校教員 看護師等配置	特別支援学校教員 看護師配置	特別支援学校教員 看護師配置	看護師配置
	医療機関との連携 定期健診・緊急時受け入れ			医療的ケア児等コーディネーターとの連携		密なる連携 （他医療情報等）
授業展開	小中高に準ずる	知的障害の教科等	知的障害の教科等	小中高に準ずる	小中高に準ずる	知的障害の教科等 ・意識レベルに合わせて
				知的障害の教科等 意識レベルに合わせて	知的障害の教科等 意識レベルに合わせて	
				自立活動 （発達保障） 体力づくり等	自立活動 （発達保障） 体力づくり等	自立活動 （発達保障） 体力づくり等
	給食等食育教育	給食等食育 （摂食）教育	給食等食育 （摂食）教育	給食等食育 （摂食・注入）教育	給食等食育 （摂食・注入）教育	給食等食育 （摂食・注入）教育
通学	通学バス 自立通学	通学バス 自立通学	通学バス	看護師添乗配置 の通学バス等	看護師配置の 通学バス等	看護師配置の 通学への考慮
教育環境			・安楽な姿勢がとれる車椅子・ストレッチャー等	・安楽な姿勢がとれる車椅子・ストレッチャー等	・安楽な姿勢がとれる車椅子・ストレッチャー等 ・保健室の酸素設置等	・安楽な姿勢がとれるストレッチャー ・保健室の酸素設置等
家族環境	健康教育相談	健康教育相談	健康教育相談	介護負担軽減 健康教育相談	介護負担軽減 （在宅医療・生活の維持と連携） 健康教育相談	介護負担軽減 （在宅医療・生活の維持と連携） 健康教育相談
放課後等在宅支援連携	放課後等デイサービス	放課後等デイサービス	放課後等デイサービス （看護師配置）	放課後等デイサービス （看護師配置）	訪問看護 訪問介護 病院機関等でのショート・通所	訪問看護 訪問介護 病院機関等でのショート・通所

〔著者作成〕

228

図14-5　地域における医療的ケア児の支援体制の整備

〔出典：厚生労働省（2019）行政説明資料1-1　医療的ケアが必要な子どもへの支援の充実に向けて https://www.mhlw.go.jp/content/12204500/000559839.pdf、p7（2020.11.30アクセス）〕

　「地方公共団体は、人工呼吸器を装着している障害児その他の日常生活を営むために医療を要する状態にある障害児が、その心身の状況に応じた適切な保健、医療、福祉その他の各関連分野の支援を受けられるよう、保健、医療、福祉その他の各関連分野の支援を行う機関との連絡調整を行うための体制の整備に関し、必要な措置を講ずるように努めなければならない。」（平成28年5月25日成立・同年6月3日公布）

引用参考文献

1）文部科学省（2019）医療的ケア児等の地域支援体制構築に係る担当者合同会議

2）文部科学省（2019）令和元年度 特別支援教育に関する調査結果について

3）日本の特別支援教育の状況について 「新しい時代の特別支援教育の在り方に関する有識者会議 令和元年9月25日」2019（令和元）年度

4）文部科学省初等中等教育局特別支援教育課（2007）特別支援教育　パンフレット

5）加藤洋子（2016）横浜市特別支援学校肢体不自由児学校設置に関する評議会資料　医療的ケア児を含めた障害児の個々の状況に合わせた支援（案）

6）厚生労働省（2019）行政説明資料2019（令和元）年10月11日（金）　資料1‑1○医療的ケアが必要な子どもへの支援の充実に向けて、○学校における医療的ケアの実施について

第15章　学内・学外における連携

学習の目標

1．スクールカウンセラー・スクールソーシャルワーカー・保健師等の職務内容を理解する。
2．養護教諭をはじめ教職員が外部機関と連携することの意義を理解する。

① スクールカウンセラーとの連携

1）スクールカウンセラーとは

　スクールカウンセラーとは、児童生徒の不登校やさまざまな問題行動等に対応し、心理学の知識を活用して相談業務に従事する心理専門職である。スクールカウンセラーの教育現場への配置は、スクールカウンセラー活用調査事業（文部科学省、平成7年度）が最初であり、当時は教育職員免許のない専門家が学校教育へ参加することは異例のことであった。中学校を中心にスクールカウンセラーが配置され、その後高等学校への配置が進み、平成20年には小学校への配置が決定した。

　スクールカウンセラーの業務は多岐にわたり、学校の教育相談体制の中で重要な役割を果たしており、以下の児童生徒の抱える問題を担当することが多い。

(1)　児童生徒に対する相談・助言

　相談室（カウンセリングルーム）では、来室する児童生徒の立場に立って、相談しやすい雰囲気作りが求められる。また、教職員がカウンセリングの必要性があると判断した児童生徒をカウンセラーにつなげることもある。学校は年度始めに、全校児童生徒にスクールカウンセラーを紹介し、来校日等を周知する。

(2)　保護者や教職員に対する相談（コンサルテーション）

　スクールカウンセラーは、教職員に対して、相談を受けた児童生徒や教職員が気になる児童生徒に関するコンサルテーションを行う。スクールカウンセラーは保護者と面接することもあり、児童生徒の支援に活用するために、得られた情報を教職員に提供する。

(3)　校内会議等への参加

　児童生徒指導に関する打合せやケース会議を開催する際には、必要に応じてスクール

カウンセラーを構成員に加えて、専門家としての立場からの意見を求める。

⑷ **教職員や保護者への研修**

教職員や保護者を対象に、児童生徒の心理等についての研修を行う。具体的なテーマとして、不登校の改善・親子関係の構築・対話トレーニング（ロールプレイを用いて）・描画等の作業的ワーク・リラクゼーションなどがある。

⑸ **心理的な見立てや対応**

児童生徒との面接や行動観察から得られた所見をもとに、彼らが抱える心理的課題をアセスメントして関係する教職員に助言する。スクールカウンセラーが行うアセスメントは、心理学的査定であり、医学的診断とは異なる。また、アセスメントに関する情報を児童生徒、保護者、関係教職員に伝える場合には、障害やマイナスの情報を伝えるだけではなく、子どもの特性として伝え、今後の支援の具体的方法を示すことが重要である。

⑹ **事件・事故等の緊急対応**

児童生徒の生命に関わる重大な事故や事件やトラブル等、予期しないことが学校内外で起こる場合がある。スクールカウンセラーは学校からの依頼に応じて緊急支援体制に加わり、心理の専門家として支援を行う。校長が教育委員会の緊急支援チームに対応を依頼することもある。その際には、緊急支援チームからの情報提供や助言を受けながら、児童生徒や教職員を対象に心理教育等の支援を実施する。

2）スクールカウンセラーに期待される役割

各学校には教育目標を達成するために、教科指導と児童生徒指導がある。生徒指導とは教師と児童生徒及び児童生徒間の好ましい人間関係を育てることであり、児童生徒が主体的に判断したり積極的に行動することを支援する。スクールカウンセラーは臨床心理の専門性を活用し、児童生徒の心理・社会的自立を促し、最終目標である自己実現に向けてサポートする役割があり、教職員と連携した取組みが期待されている。

3）教育相談

児童生徒の課題へ対応する際には、スクールカウンセラー（SC）とスクールソーシャルワーカー（SSW）の専門性の違いをあらかじめ理解しておく必要がある。それぞれの専門性を有効に活用することによって、効果的な支援につながる。チームで対応することは継続的な支援につながり、問題解決のヒントを見出すことが可能になる。支援方針

を検討し、情報交換の場を定期的に設定することは、教職員の共通理解につながりやすいと考えられる。スクールカウンセラーは、教育相談のコーディネーター（連絡や調整の窓口になる教職員）、養護教諭、スクールソーシャルワーカーと協力して、児童生徒の課題を解決する。校長はスクールカウンセラーの役割や業務を明確にし、全教職員が共通理解を持ちながら対応することができる教育相談体制を充実させる役割を担っている。

4）スクールカウンセラーとの連携

⑴　不登校への対応

　不登校の児童生徒への対応については、早期発見・早期対応が原則であり、児童生徒が再登校する気持ちに寄り添うことが重要である。また、保護者が不安や焦り等の感情を有している場合には、保護者が適切な対応ができるように配慮することも重要である。さらに、担任や学年主任が家庭訪問する際には、校長の許可を得て、スクールカウンセラーが同行して本人と面接し、保護者へ助言をすることもある。

⑵　いじめへの対応

　いじめへの対応については、いじめられた児童生徒への心のケアに加えて、いじめた側や傍観者に対する対応が必要である。いじめ防止対策基本法（平成25年）第22条には、「学校におけるいじめ等に関する措置を実効的に行うため、教職員に加え、心理、福祉等の専門的な知識を有する者を含めて構成されるいじめの防止等の対策のための組織を学校に置くこと」が記載されている。スクールカウンセラーは、いじめの防止に対する具体的な取組みの内容や年間計画の作成・実行について、専門的な観点から助言を行い、教職員と情報を共有しながら組織の一員として対応する必要がある。

⑶　暴力行為への対応

　スクールカウンセラーは、暴力行為の背景にある要因を明らかにし、児童生徒が適切な行動をとれるように関わる。心理面接を受けることによって、児童生徒は過去の不適切な行為を振り返り、自分の課題に気づくことがある。また、当該児童生徒の保護者との面接を実施することで、家庭内の人間関係を調整できる場合もあり、再発防止につながると考えられる。

⑷　発達に課題のある児童生徒への対応

　スクールカウンセラーは、発達に課題のある児童生徒の状況を把握し、教職員に対してコンサルテーションを行う。教育相談のコーディネーターや担任は、当該児童生徒の

課題を整理し、学校での支援の方針を見出す。必要に応じて近隣の特別支援学校や教育センター、行政機関、医療機関と連携する。

(5) **虐待の通告**

虐待が疑われる児童生徒を発見したり、本人から相談を受けた場合には、速やかに管理職に相談・報告することが求められる。管理職は、学校判断として市町村の福祉部局や児童相談所等に相談・通告する。この際に留意すべきことは、通告される児童生徒の気持ちへの配慮であり、できる限り同意を得ながら進めることが望ましい。

(6) **小・中学校の連携**

中学校へ配置されたスクールカウンセラーは、原則としてその中学校区の小学校も担当する。具体的には、小学校でアセスメントを実施し、中学校に情報を提供する取組みである。また、市町村によっては、個別の支援計画書を作成して、小・中学校で連続的な支援を行う場合もある。

(7) **中・高等学校の連携**

中学校側が高等学校に生徒の情報を提供することは、原則としてできないことが多いが、必要に応じて、保護者及び生徒の同意があれば可能である。中・高等学校の継続した支援が可能になり、教職員が当該生徒を理解しやすくなる。

(8) **関係機関との連携**

スクールカウンセラーは、面接を通じてアセスメントを行い、必要に応じてスクールソーシャルワーカーに相談し、適切な機関との連携について学校に助言する必要がある。関係機関と連携する際には、教育相談コーディネーター等と相談しながら、保護者の意向を確認し、校長の許可を得て行う。

② スクールソーシャルワーカーとの連携

1）スクールソーシャルワーカーとは…専門性と教育法令上の位置づけ

　スクールソーシャルワーカーは、児童生徒を取り巻く諸問題に対して、福祉機関などと連携し、児童生徒本人やその保護者、教員を支援する福祉の専門家である。原則として、社会福祉士か精神保健福祉士等の資格が採用条件とされているが、教育や福祉等の対人支援に関する知識や実績を有する人材が採用されている場合もある。

　2008年から文部科学省がスクールソーシャルワーカー活用事業を始めたことから、全国的にスクールソーシャルワーカーが配置されるようになった。2017年には「学校教育法施行規則の一部を改正する省令（平成29年文部科学省令第24号）」が公布され、同規則の第65条の3に「スクールソーシャルワーカーは、小学校における児童の福祉に関する支援に従事する」（中学校、高等学校等にも準用）と記された。これによりスクールソーシャルワーカーは、法令上、学校教職員の一員として位置付けられることになった。

　このようにスクールソーシャルワークが学校教育に導入されてきた背景には、いじめ、不登校、児童虐待等の問題が広範に生じ、その状況も深刻化してきたため従来の教職員だけでは対応しきれなくなってきたこと、そして、児童相談所や保健所等の地域の専門機関との連携や協働が、それらの問題解決に不可欠になってきたことがあげられる。

2）スクールソーシャルワーカーによる問題解決の視点

　2006年に文部省が公表した「学校等における児童虐待防止に向けた取組について（報告書）」[1] は、従来の学校教育の施策との違いとして、「児童生徒との関係性」と「問題のとらえ方」の2点を以下のように指摘している。

　第一に児童生徒との関係性である。これまでは、「無力あるいは非力な子どもを大人が指導、教育する」という視点で対応の枠組みが組み立てられてきた。だが、スクールソーシャルワークでは、職業的価値観である「人間尊重の理念」のもとに、「問題解決は、児童生徒、あるいは保護者、学校関係者との協働によって図られる」と考える。スクールソーシャルワーカーは、問題解決を代行する者ではなく、児童生徒の可能性を引き出し、自らの力によって解決できるような条件作りに参加するというスタンスをとる。

　第二に、問題を個人の病理としてとらえるのではなく、人から社会システム、さらには自然までも含む「環境との不適合状態」としてとらえる。ゆえに、対応としては、「個人が不適合状態に対処できるよう力量を高めるように支援する」、あるいは「環境が個

人のニーズに応えることができるように調整をする」という、「個人と環境の双方に働きかける」という特徴を有する。

このような視点から、児童生徒がかかえている問題の背景や原因をアセスメントし、課題解決のプランニングを行い、児童生徒、保護者、教員らを支援することがスクールソーシャルワーカーの役割である。

3）養護教諭とスクールソーシャルワーカー

養護教諭とスクールソーシャルワーカーの連携は多岐にわたるが、その具体例の一つは、検診後に保護者に連絡しても、虫歯治療や視力矯正がされないようなときである。保護者が経済的に困窮しているとか医療扶助等の福祉サービスを知らないなどの場合には、スクールソーシャルワーカーが学校と保護者の間に入って、生活支援やサービス利用のアドバイスや支援をすることができる。

また、ケガや病気で保健室に来訪した児童生徒への処置やメンタルヘルスに不安のある児童生徒との面談のなかでも、「虐待のおそれ」などを感じ、福祉的な対応の必要があるときには、スクールソーシャルワーカーに助言を求めるべきである。

スクールソーシャルワークの形態には、配置型、派遣型、拠点型などがある。配置型の場合は、学校に常時または定期的に配置されているので、教員とスクールソーシャルワーカーとの連携が比較的とりやすい。派遣型の場合は、教育委員会や福祉事務所等にいるスクールソーシャルワーカーが、学校からの要請に応じて派遣される。その場合、一般的には校長等の管理職が教育委員会等にスクールソーシャルワーカーの派遣を依頼し、派遣されたワーカーが教員らの相談に応対したり、本人・保護者への支援やアドバイスをしたりする。拠点型は、拠点校にスクールソーシャルワーカーが配置され、近隣のいくつかの学校の相談や事案にも対応する方式である。

スクールソーシャルワーカーやスクールカウンセラーはまだまだ常勤・常駐となっていない学校が多く、それに比べて、常に保健室にいる養護教諭は、児童生徒にとって身近な存在であり、全校生の健康記録や心身の状況を把握でき、問題の早期発見・早期対応が可能である。その意味では、「気になる子どもがいるが教員だけでは有効な対応策がなく、児童福祉機関や市町村の関係部局と連携したいが、相談窓口や利用方法が分からない」というとき、養護教諭の気づきをきっかけとして、スクールソーシャルワーカーと学校が連携することは、問題状況の改善にとって非常に有力な手段であるといえよう。

引用参考文献

1）文部科学省（2006）学校等における児童虐待防止に向けた取組に関する調査研究会議「学校等における児童虐待防止に向けた取組について（報告書)」

③ 保健師との連携

1）地域保健における保健師の役割

　厚生労働省[1] によると、地域保健は、地域住民の健康の保持増進や、公衆衛生の向上のための対策が推進されており、保健には、職域保健や学校保健、医療保険者による保健なども含み、保健・医療・福祉それぞれの法律に基づく施策を関連させながら地域保健対策が推進されている。地域保健を取り巻く法律としては、地域保健法のほか、対人保健に関する主なものとして健康増進法、感染症の予防及び感染症の患者に対する医療に関する法律（感染症法）、予防接種法、母子保健法、精神保健及び精神障害者福祉に関する法律（精神保健福祉法）などが挙げられる（図15-1）。また地域保健対策の推進には、地域保健法に基づき保健所、市町村保健センターに属する医師、歯科医師、薬剤師、保健師、助産師、看護師、管理栄養士、歯科衛生士など多職種が連携・協働しながら地域住民の健康の保持及び増進や地域住民が安心して暮らせる体制を目指しており、学校

図15-1　地域保健に関わる主な法律と施策

〔出典：厚生労働省Webサイト、地域保健に関連する様々な施策 https://www.mhlw.go.jp/stf/seisakunitsuite/bunya/tiiki/index.html（2020.12.15アクセス）〕

保健との連携・協働の必要性も高い。

　保健師は、保健師助産師看護師法第二条に、厚生労働大臣の免許を受け、「保健師の名称を用いて、保健指導に従事することを業とする者をいう」と定義される。日本公衆衛生看護学会[2]では、「国家資格である保健師の名称を用いて公衆衛生看護の目的を達成しようとする者であり、公衆衛生看護の対象をあらゆるライフステージにある、すべての健康レベルの個人と家族、及びその人々が生活し活動する集団、組織、地域などのコミュニティ」と定めている。また、公衆衛生看護の目的は、自らの健康やQOLを維持・改善する能力の向上及び対象を取り巻く環境の改善を支援することにより、健康の保持増進、健康障害の予防と回復を促進し、もって人々の生命の延伸、社会の安寧に寄与することとし、これらの目的を達成するために、社会的公正を活動の規範におき、系統的な情報収集と分析により明確化若しくは予測した、個人や家族の健康課題とコミュニティの健康課題を連動させながら、対象の生活に視点をおいた支援を行う。さらに、対象とするコミュニティや関係機関と協働し、社会資源の創造と組織化を行うことにより対象の健康を支えるシステムを創生するとされている。

２）保健師の活動について

　保健師の活動の場として、保健所や市町村があり、保健所は、地域の医師会などとの協力の下に医療機関との連携を図ること等地域保健に関する広域的、専門的かつ技術的拠点としての機能を強化するほか、市町村は、住民に身近で利用頻度の高い保健、福祉サービスを一体的に実施している[3]。母子保健に関するものとしては、母子保健法や発達障害者支援法、児童虐待の防止等に関する法律（児童虐待防止法）、予防接種法などに基づき保健事業、保健活動が行われている。その具体的な例として、乳幼児健康診査があり、保健師は、その活動などを通じて、子どもの発育発達や養育環境などの家庭の状況把握とともに、地域住民、組織、団体や関係機関・職種との関わりから地域の情報や実情を把握することが可能である。日常の業務の中で、児の発育発達の偏りや遅れ、さらに児童虐待のリスクが高い家庭を早期に発見した場合には、個々の事例に応じた、保健・医療・福祉・教育などの適切な機関を紹介するなど、関係機関との連携、調整を行いながら支援を行っている。

３）学校保健と地域保健の連携・協働の必要性の高まり

　地域保健対策の円滑な実施や総合的な推進を図ることを目的として、地域保健法に基

づく地域保健対策の推進に関する基本的な方向や、保健所及び市町村保健センターの整備・運営に関する基本的事項など地域保健に関わる事項が定められた「地域保健対策の推進に関する基本的な指針」が2012（平成24）年に一部改正が行われた（厚生労働省健康局長通知）[4]。

　改正の趣旨として、近年の地域保健行政を取り巻く状況は大きく変化しており、行政を主体とした取り組みだけでは対応が困難な状況となっていること、保健事業の効果的な実施、高齢化社会に対応した地域包括ケアシステムの構築や社会保障を維持・充実するために支え合う社会の回復に加え、東日本大震災の被災者の健康管理など様々な課題への対応等、今後さらに高度化、多様化していく国民のニーズを踏まえて検討され、以下の10項目の改正が示された。

　1．ソーシャルキャピタルを活用した自助及び共助の支援の推進について
　2．地域の特性をいかした保健と福祉の健康なまちづくりの推進について
　3．医療、介護、福祉等の関連施策との連携強化について
　4．地域における健康危機管理体制の確保について
　5．学校保健との連携について
　6．科学的根拠に基づいた地域保健の推進について
　7．保健所の運営及び人材確保について
　8．地方衛生研究所の機能強化について
　9．快適で安心できる生活環境の確保について
　10．国民の健康づくり及びがん対策等の推進について

　5．学校保健との連携については、ライフステージを通じた正しい生活習慣の確立のためには、学校保健と地域保健との密接な連携の意義が大きいことに加え、学校は児童生徒のほか保護者や地域住民にとっても交流の場となり、地域のソーシャルキャピタルが存在する場と位置付け活用する重要性が示されている。その中で、連携の場である学校保健委員会や広域的な協議の場へ保健所や市町村保健センターが参画するなど地域保健と学校保健の連携の推進について述べられている。また、2015（平成27）年の改正でも改めて、地域保健、学校保健及び産業保健の連携として、住民が地域又は職域を問わず、生涯を通じて共通の基盤に立った保健サービスを受けられるようにするためには、地域保健、学校保健及び産業保健の連携が重要であること、健康寿命の延伸等を図るためには、地域における生涯を通じた健康づくりに対する継続的な支援が必要であることが強調された。そして、保健所及び市町村が中心となり、個人の年齢、就業先などにより異

なる保健事業者間の連携を図り、次のような事項を行うことにより、継続的な健康管理の支援が可能となるような体制整備を図っていくことが必要である、と述べられている（学校保健に関するもののみ抜粋）[3]。

・保健所及び市町村は、学校、地域の学校医等との連携を図る場である学校保健委員会やより広域的な協議の場に可能な限り参画し、学校等との連携体制の強化に努めること。

・地域保健対策に関する計画の策定に当たっては、学校保健及び産業保健との連携を図りつつ、整合性のとれた目標、行動計画を立て、それに基づき保健活動を推進すること。

・健康教育や健康相談等の保健事業及び施設や保健従事者への研修会などに関する情報を共有するとともに、相互活用等の効率的な実施に配慮すること。

　さらに、2015（平成27）年に中央教育審議会では、「新しい時代の教育や地方創生の実現に向けた学校と地域の連携・協働の在り方と今後の推進方策について」（答申）が示された[5]。答申の理念として、

　未来を創り出す子供たちの成長のために、学校のみならず、地域住民や保護者等も含め、国民一人一人が教育の当事者となり、社会総掛かりでの教育の実現を図るということであり、そのことを通じ、新たな地域社会を創り出し、生涯学習社会の実現を果たしていくこと

が示され、学校と地域の連携・協働を一層推進していくための仕組みや方策が提言されている。

　また、この中で学校と地域の連携・協働の必要性として、

　学校は、全ての子供たちが自立して社会で生き、個人として豊かな人生を送ることができるよう、その基礎となる力を培う場であり、子供たちの豊かな学びと成長を保障する場としての役割のみならず、地域コミュニティの拠点として、地域の将来の担い手となる人材を育成する役割を果たしていかなければならない。一方、地域は実生活・実社会について体験的・探究的に学習できる場として、子供たちの学びを豊かにしていく役割を果たす必要がある

と示されている。

　学校と地域の連携・協働の必要性を示す主な理由は次のとおりである。①これからの時代を生き抜く力の育成の観点、②地域に信頼される学校づくりの観点、③地域住民の主体的な意識への転換の観点、④地域における社会的な教育基盤の構築の観点、⑤社会全体で、子供たちを守り、安心して子育てできる環境を整備する観点、⑥学校と地域の「パートナーとしての連携・協働関係」への発展、であり、学校や地域が抱える様々な課題に社会総掛かりで対応するには、学校と地域の関係を、新たな関係として、相互補完的に連携・協働していくものに発展させていくことが必要であること、学校と地域は、

互いの役割を認識しつつ、共有した目標に向かって、対等な立場の下で共に活動する協働関係を築くことが重要であり、パートナーとして相互に連携・協働していくことを通じて、社会総掛かりでの教育の実現を図っていく必要性が示されている。このように、学校と地域との連携・協働はより一層求められ、推進されることが望まれる。

4）保健師との連携・協働の実際

　保健師による支援は、母子保健に関する保健事業、保健活動を通じて行われることが多いため、就園、就学前の乳幼児期を中心に展開されることが多いが、乳幼児期から児、保護者、家庭、地域との関係構築を図っているため、学齢期にも保健師が支援に携わることは多い。ここでは、事例をもとに学校保健と地域保健、保健師との連携の実際について紹介をしていく。

　これら3事例のように、養護教諭と保健師は、子どものこころと体の健やかな発育発達、家庭や地域がより良い状態へ近づくよう、要支援家庭だけでなく、地域の課題に目を向け、連携・協働を図る必要もある。さらに、就園、就学などの節目で、各関係機関の支援が途切れることのないよう、各機関の役割等を把握、認識しながら顔の見える関係づくりを行い、良好な関係のもと連携・協働を図ることが重要である。このように、個人、家族、地域の課題解決、切れ目のない支援のためにも、学校保健、地域保健のさらなる連携・協働が求められる（図15-2）。

子どもと家庭、子どもと学校、子どもと地域がそれぞれ信頼関係を構築すること
子どもを取り巻く家庭、学校、地域も相互に信頼関係を構築し、連携・協働を図ることが重要

図15-2　学校保健と地域保健との連携

（事例１　学修の心配がある児への支援）

　Ａちゃんは、母親の妊娠中や出生、乳幼児期においても特に大きなけがや病気もなく成長し、乳幼児健康診査や就学時健康診断でも知的発達の遅れなど特段の問題がなかったため、普通学級に所属していた。家庭、学校生活でも家族、友人、教諭とのコミュニケーションやクラス活動には大きな支障なく生活していたが、教科書の音読などで文字の読み飛ばしや間違いが多く、少しずつ学修面で支障をきたしはじめた。Ａちゃんの状態を心配した担任は、保護者との面談の機会を通じて、Ａちゃんの状況を保護者へ説明することとあわせて、Ａちゃんの発達について、専門家に相談することを提案しようと考えた。しかし、担任は、地域の専門の医療機関や相談機関、どのような専門機関につなげれば良いか分からず、養護教諭と相談したのち、市町村へ情報提供を求めることにした。

　相談を受けた市町村保健師は、児童発達を専門とする医療機関や相談機関の情報とあわせて保健センターで行われている発達相談事業（以下、相談事業）を利用することも可能であることを伝えた。後日、担任はＡちゃん、保護者に情報提供を行ったところ、相談事業を受けたいという意向を確認したため、保健師と連携をとることとなった。

　相談事業を受けるにあたり保健師が、改めて妊娠期、乳幼児期のＡちゃんの発育発達状況や家族の養育状況、保護者がＡちゃんの育てにくさや発達の悩みなどを感じていたか、学校生活の様子を情報収集した。相談事業では、それら事前の情報および相談時のＡちゃん、保護者とのやりとり、臨床心理士による発達検査、医師による相談が行われ、Ａちゃんの状態の見立てとともに、今後の支援の必要性、方向性についてＡちゃん、保護者へ情報提供、説明が行われた。その後、カンファレンスでは、医師、臨床心理士、保健師、担任、養護教諭でＡちゃんの見立て、今後の支援の方向性について情報共有が行われ、学校での支援について検討がなされた。また、今後、進級にともなうＡちゃん自身の困り感や不安感が強くなる場合など、医療機関受診のタイミングやメリットなどについても共通認識が図られた。その後、Ａちゃん、保護者の了解を得たのち、相談事業によるＡちゃんの見立てや支援の手立てについて教員間で情報共有がなされ、Ａちゃんのサポート体制について検討が行われた。

　児童の発達に関する知識や地域の社会資源、関係機関、職種についての情報を持ち合わせることも大切であるが、関係機関からそれぞれの専門分野に関する情報提供を求め、ともに支援を検討する体制づくり、関係づくりも重要である。また、児、保護者自身がより良い選択、決定ができるようにあらゆる角度から情報を提供し、ともに考えていく姿勢をもつことが必要である。

（事例2　児童虐待疑いのある家庭への支援）

　Bちゃんは、お姉ちゃん2人と妹がいる4人きょうだいで、次年度、就学を迎える。子どもたちは、就学前1年間は幼稚園に通園していたが、それまでは子どもたちが集まるような場に行ったことや同年齢の子どもとの交流がほとんどなかった。また、乳幼児

コラム　児童虐待に関する支援

　児童虐待に関する支援は、住民に身近な市町村において、虐待の未然防止・早期発見を中心に積極的な取り組みが行われ[6]、児童相談所等と連携・協働を行いながら児童家庭支援を行っている。市町村の保健師が家庭と関わるきっかけの一つに、乳幼児健康診査等の母子保健事業がある。妊娠届出時から妊婦と関わり、妊娠、出産、育児期にわたって電話、面接、訪問や健康診査、健康相談など各種保健事業を通じて切れ目なく、児の健やかな発育発達および保護者、家庭への支援を行う。母子保健事業を通じて、親子、家庭に関わり、子どもの発育発達、養育状況を把握し、虐待のリスクが高いもしくはすでに虐待のある家庭に対しては、保健部門だけでなく、福祉部門、児童相談所等と連携をしながら支援を行っていく。子どもの成長とともに、就園、就学などの所属があれば、関係機関と連携・協働をしながら支援を行っていく。

　関係機関との連携・協働の一つに、要保護児童対策地域協議会がある。児童相談所をはじめ、母子保健に携わる市町村保健師や福祉事務所等市町村の福祉部門、教育委員会の職員等が出席し、要保護児童に関する情報を交換・共有しながら児、保護者への支援に向けて、目的、方向性を確認し、共通認識のもと支援が行われる。就園、就学している幼児、児童、生徒に関する日々の見守り、保護者への支援等は学校・園を中心に行われることが多いが、保健師は乳幼児期から把握している経過や家族、家庭に関する情報等を基に、関係機関、職種とともに支援に関する協議、検討を重ねる。さらに、未就園のきょうだいがいる場合は、そのきょうだいの保健事業を通じて家族へアプローチを行い、学校・園とともに子どもたちの育ちを支援する。また、協議会以外にも個別に行われるケース会議等を通じて就園・就学以降も必要であれば、学校・園の関係者とともに児、保護者への支援を継続して行っていく。

健康診査も未受診が続き、予防接種もほとんど受けたことがなく、標準と比べて緩やかな発育であった。さらに、う歯も多く、治療も途切れがちであり、食事、睡眠なども保護者の時間帯に合わせた生活のため、生活習慣が確立できていなかった。また、衛生面も不十分な養育環境であったため、Bちゃんの家庭は、育児放棄（ネグレクト）の疑いが高いとして、児童相談所や市町村で継続的な訪問、電話、面接などの支援が行われていた。今回、Bちゃんの就学にあわせて、改めてBちゃんの家庭への支援について、小学校、幼稚園、児童相談所、市町村の保健師、市町村の虐待担当（福祉）部門の関係者が集まり、ケース会議が行われることとなった。

　会議では、それぞれの機関が持っているBちゃんの家庭の情報とともに保護者との関係性などの情報交換、共有が行われた。また、支援の目的や方向性などの確認とともに、各関係機関の役割分担などを検討し、共通認識が図られた。幼稚園、小学校はBちゃん、お姉ちゃんへの支援を中心に行い、妹については当面市町村の保健師、情報の集約等については市の虐待担当部門、児童相談所はきょうだい、家族への支援をそれぞれの機関と協働しながら行っていくこととなった。

　Bちゃんの家庭は、乳幼児健康診査未受診ではあったが、市町村の保健師がBちゃんの家庭と定期的に関わり、子どもたちの発育発達、養育状況を確認していた。このように、就園、就学を機に所属機関が児や保護者への支援をすべて担うのではなく、これまで関わってきた関係機関、職種と情報交換、共有を行い、それぞれの関係機関が役割分担を行いながら家族全体の支援を考えていくことが重要である。さらに、当該児童だけでなく、きょうだいを含めた家族全体を捉えることが必要である。そのためにも、家族を取り巻く関係機関、職種を整理し、児、保護者と良好な関係を構築している関係機関、職種など家族への支援者と手を取り合って、連携・協働をしていくことが重要である。

（事例3　感染症、性教育に関する支援）

　C県では近年、10代の妊娠および人工妊娠中絶が横這いから微増状態が続き、また性感染症も増加の一途をたどっていた。D保健所保健師は、早期からの思春期教育の必要性の高まりを感じており、教育委員会や市町村保健師との協議のもと、D保健所管内の小学校5年生、中学2年生、高校2年生を対象に性教育を行うこととなった。保健師は、健康教育の開催にあたり、各学校の児童、生徒の状況などを養護教諭から情報収集し、各学年、学校の実情に応じた健康教育の準備を進めた。

　各養護教諭から得た児童、生徒、家庭の実情を聞く中で、それぞれの学校で養護教諭

が抱える課題や困難感に共通するものが多いことに気がついた。そのため保健師は、各学校の養護教諭が一堂に会し、情報交換、情報提供ができる場を設けることを教育委員会へ提案し、D保健所管内の養護教諭会が発足した。会は学期に一度、定期的に開催され、それぞれの学校の課題を共有しながらの勉強会が開かれ、自主組織として発展していった。

そして、保健師は、健康教育実施後も定期的に養護教諭と情報交換を行い、その年度、学年に応じた健康教育を実施し、学校と保健師との関係構築も徐々に図られていった。各学校に年に1回ずつの健康教育を実施しはじめて丸3年が経過した頃、D保健所管内の10代の妊娠、人工妊娠中絶数は横這いから少しずつではあるが、微減しはじめ、性感染症の増加も緩やかに横這いへと転じた。

各学校や学年の特性に応じた健康教育を行うためにも、養護教諭は児童、生徒、学校の特性を把握、整理し、準備性を高めていくことが大切である。さらに、健康教育実施後の評価等を適切に行い、PDCAを回していくことが重要である。また、今回の事例のように、保健師と連携・協働することによって地域の健康課題の解決につなげていくことが必要である。今後、より深刻化するであろう子どもたちの健康課題解決のために、学校保健、地域保健が連携・協働を推進していく視点が求められる。

引用参考文献

1）厚生労働省：地域保健 https://www.mhlw.go.jp/stf/seisakunitsuite/bunya/tiiki/index.html （2020.10.7アクセス）

2）一般社団法人 日本公衆衛生看護学会：日本公衆衛生看護学会による公衆衛生看護関連の用語の定義 https://japhn.jp/wp/wp-content/uploads/2017/04/def_phn_ja_en.pdf （2020.10.7アクセス）

3）厚生労働省：地域保健法第四条第一項の規定に基づく地域保健対策の推進に関する基本的な指針（最終改正：平成27年3月27日厚生労働省告示第185号）https://www.mhlw.go.jp/file/06-Seisakujouhou-10900000-Kenkoukyoku/0000079549.pdf （2020.10.7アクセス）

4）厚生労働省：地域保健対策の推進に関する基本的な指針の一部改正について（厚生労働省健康局長通知）https://www.mhlw.go.jp/file/06-Seisakujouhou-10900000-Kenkoukyoku/0000050854.pdf （2020.10.7アクセス）

5）中央教育審議会：新しい時代の教育や地方創生の実現に向けた学校と地域の連携・協働の在り方と今後の推進方策について（答申）https://www.mext.go.jp/b_menu/shingi/chukyo/chukyo0/toushin/__icsFiles/afieldfile/2016/01/05/1365791_1.pdf （2020.10.7アクセス）

6）厚生労働省：市町村児童家庭相談援助指針について（厚生労働省雇用均等・児童家庭局長通知）

　https://www.mhlw.go.jp/bunya/kodomo/dv-soudanjo-sisin-honbun1.html（2020.10.23アクセス）

④ 地域住民と家庭、学校との連携

　地域住民の支援を活用した児童への対応の２事例を紹介する。

１）地域住民の一言「批判ばかりしていては、よい子は育たない！」

　199X年、「発達に課題の疑いあるが保護者の理解が得られず」との連絡付きの児童A
が転入してきた。Aは、通常学級在籍の特別支援を要する児童として、全教職員が情報
を共有し支援対応することとなった。

　しかし、発達障害を要するAの行動は理解できないものであった。「授業に集中できな
い」、「教室からの突然脱出」、「理科の実験中に机に上る」、「教員の机上の書類をまき散
らす」等の行動を繰り返した。

　保護者に対して担任は、「危険な行為」、「授業妨害とみられる行動」を保護者に伝え
続けた。

　ある日、窓から屋外に飛び出そうとしたAの体を必死に抱えた教員の行動は、Aから「暴
言を浴びた」とか「体罰を受けた」という表現で保護者に伝わるところとなり、それを
信じた保護者は地域の人々に相談した結果、学校は瞬く間に思いもよらない誹謗中傷の
標的となってしまった。

　この結果、学校は地域や保護者へ現状の理解を求め「保護者会」を開催することとなっ
た。

　その保護者会では、学校からは現状への理解や、問題行動への経緯や保護者の理解を
求めたが、保護者からは教育への不信や指導力不足への非難や厳しい声が寄せられた。

　そんな中、出席していた地域の住民である学校評議員から、「批判ばかりしていては、
良い子どもは育たない！」との発言があった。

　会場全体が賛同の大きな拍手に包まれた。その日を境に事態は沈静化に向かい、学校、
地域、保護者が三位一体となって支援を要する子どもに対応する機運が醸成されていっ
た。

　発達に課題がある児童への対応と保護者への信頼、学校を第三者として見守る地域住
民との連携の重要性についての実践事例である。

２）学校勤務の経験を活かした地域住民としての支援活動

　在職時、Bさんは養護教諭として、また、特別支援教育コーディネーターとして校務

分掌を担当していた。退職して一住民となったBさんのもとにある相談があった。

　ある小学校で児童対応に悩んだ担任が休職する事態が発生した。このことで小学校に呼び出されたC男の母で、我が子C男が授業妨害の一番の原因になっていると言われ、さらに転出を勧められた。このことで母親は憤慨している。

　話を聞いた知人は、学校に不信感を持っているが、どうアドバイスすればよいのか悩んでいるとのことだった。

　そこで、Bさんは地域住民となったにもかかわらず、C男の学校を訪れ、クラスの授業を参観し、校長から話を聞き、学校の困難な状況を理解することができた。

　C男は貧乏ゆすりをしながら大声で誰となく喋り続け、他の2人の児童がそれに反応していた。C男の言動につられて他にも立ち歩く児童も見られた。また、C男の行動や発言を原因とするトラブルが多く、担任はその対応に疲れて休職となったことや、母親にスクールカウンセラーへの相談を勧めるもなかなか理解が得られない状況であった。

　後日、Bさんは、知人を通してC男の母に授業参観を勧めたところ、信頼する知人のアドバイスでC男の母は仕事を調整して授業を参観し、校長とも面談した。

　自らの目で、C男の言動の現状を確かめた母は、学校への信頼を寄せはじめた。その後、母はスクールカウンセラーに相談し、専門医も受診した。C男自身も、母親や友達に信頼され、理解されている自分に気づきはじめ、激しい言動はみられなくなった。

　養護教諭の経験を活かし、地域住民の立場で学校と保護者を繋ぐ相談相手として地域に貢献できた実践事例である。

編著者・著者一覧と執筆分担（執筆順）

[編著]

岡本　陽子（広島文化学園大学　大学院看護学研究科）まえがき、第1章、第4章、第7章1・2

郷木　義子（新見公立大学　健康科学部看護学科）第2章1

[著]

足利　　学（藍野大学短期大学部　第一看護学科）第2章2、第15章1

池永理恵子（関西福祉大学　教育学部保健教育学科）第3章1

寺西　明子（呉市立白岳小学校）第3章2、第10章2、第13章2

駒田　幹彦（日本学校保健会常務理事　小児科医）第4章

大野　泰子（広島文化学園大学　看護学部看護学科）第4章、第8章1

高橋登志枝（広島文化学園大学　看護学部看護学科）第5章

岩本　由美（広島文化学園大学　看護学部看護学科）第6章1・2、コラムp95

塩田　愛子（広島文化学園大学　看護学部看護学科）第6章2・3

赤澤真旗子（明石市立野々池中学校）第7章3

西村眞佐乃（兵庫県美方郡新温泉町立浜坂中学校）第8章2

吉田　順子（藍野大学　医療保健学部看護学科）第9章1

糟谷佐知子（四日市市立常磐小学校）第9章2

上田ゆかり（鈴鹿大学　こども教育学部こども教育学科）第10章1

吉田　眞澄（トミヤ薬局（学校薬剤師））第11章

岡　　和子（福山平成大学　看護学部看護学科）第12章1

矢野　秀樹（広島文化学園大学　看護学部）第12章2

原　ひろみ（岐阜医療科学大学　看護学部看護学科）第13章1

加藤　洋子（帝京科学大学　医療科学部医療福祉学科）第14章、コラムp220

吉田　卓司（藍野大学　医療保健学部看護学科）第15章2

中川　彩見（新見公立大学　健康科学部看護学科）第15章3、コラムp244

伊藤　玲子（元養護教諭）第15章4

第6章イラスト　三上　由紀

最新　学校保健

2021 年 3 月 30 日　初版発行

編　　著　　岡本　陽子・郷木　義子

発　　行　　ふくろう出版
　　　　　　〒700-0035　岡山市北区高柳西町 1-23
　　　　　　　　　　　友野印刷ビル
　　　　　　TEL：086-255-2181
　　　　　　FAX：086-255-6324
　　　　　　http://www.296.jp
　　　　　　e-mail：info@296.jp
　　　　　　振替　01310-8-95147

印刷・製本　　友野印刷株式会社
ISBN978-4-86186-810-8 C3047　ⓒ2021
定価はカバーに表示してあります。乱丁・落丁はお取り替えいたします。